40℃超えの日本列島でヒトは生きていけるのか

体温の科学から学ぶ猛暑のサバイバル術

永島　計

DOJIN文庫

はじめに

いったい暑さが人に与える影響とはなんだろう？　暑さのリスク対策を生理学（カラダの機能を解明する学問）的観点から明らかにしたいという思いから、この本を書いた。暑いことが、生命を脅かす問題になってしまったのはなぜだろう。人はそもそも暑いところからやってきた動物のはずである。一番の証拠は、ほとんどすべての体毛を放棄していることである。本文にも述べているが、体毛の有無はカラダの周りの小環境を大きく変える。水性の動物でなく、厚い皮膚も持たない人は、繰り返し行われた暑さ対策の最終モデルのようにも思える。しかし、今、暑さに強いはずの人間が、夏が来るたびに熱中症の大量発症に苦しんでいる。ここにきて、またカラダのメジャーチェンジが必要なのであろうか？　しかし、人より過酷な暑熱環境で生きる動物たちはたくさんおり、人とは異なる暑さ対策を行っている。

日本のみにとどまらない世界の各地で起こっている暑さは、人と環境の関わりを改めて考える時期にあることを、われわれに伝えているのかもしれない。暑さに対するカラダの応答、環境対策、ほかの動物のしくみを学び、改めて暑さの中で健康で、かつ環境に優しい生活を送るすべを考えたい。

話を始める前にお伝えしたいことが三つある。

・その1

『40℃超えの日本列島でヒトは生きていけるのか』という、この本のタイトルは、初版の出版当初はかなり大げさであったのは事実である。決して人を脅して、本を買ってもらおうという魂胆ではなかった。わたしはいたって地味な研究者で、かつ医者なので、人々を安心させるよう努力しても、脅すのは仕事ではない。化学同人の加藤貴広さんとの協議のうえで決断した。読者のみなさんに、人と暑熱環境の関わりを考えてほしいという願いでこのタイトルとなった。しかし、初版から数年経過して、現実に40℃超えの気温の報道はよく聞かれるようになり、初夏である6月にも記録されている。改めて「暑さ」について考えていただきたいという思いは変わらないままである。

・その2

この本の根底を流れるのは、私の研究のテーマである「体温」に対するさまざまな観点からの興味である。自分が研究対象としていることも、そうでないこともテーマにした。人が生きている兆候を「バイタルサイン」と呼ぶ。バイタルサインのうち心拍数と体温は数百年前から使われている。今でも医療現場で使われ、基本的かつ重要な項目である。心拍は触覚や聴覚を用いて、すなわち道具を使わなくても測定できるバイタルサインであるのに対し、体温は測定機器の開発とともに出現した（その昔は）ハイテクなバイタルサインである。暑さへの対策を考えるとともに、体温や体温研究、医療に関わる機器の進化の面白さも楽しんでもらえればと思う。

・その3

タイトルにあるように、人は暑さを気温で評価しようとする。しかし、人の体温に影響する環境因子は温度だけではなく、さまざまな因子、たとえば風とか日光など多くある。人の感覚に直接作用し、意識にのぼる代表的な環境因子が温度であるということが、気温をまず話題にする大きな理由である。体温や温度に関わる間違った常識を壊しながら、暑さについて改めて考えてもらえればと期待する。

最後に、体温の研究は非常に多岐にわたる、学際的知識を必要とする面白い研究である。たとえば、マニアックな生物学的研究の一方で、空調や、衣服のことを考えることが必要である。オリンピックで、トップアスリートがどれだけのパフォーマンスが発揮できるかを考えながら、高齢者の暑さ感覚がなぜ悪いのかを考える。体温の研究者は、いつもそんなことを議論しているちょっとおかしな人たちの集まりである。生物学のようで、生活科学のようで、おばちゃんの井戸端会議のような学問である。その中に、少しだけ入り込んで、タイトルの疑問の答えを探しながら楽しんでいただければ幸いである。

40℃超えの日本列島でヒトは生きていけるのか　目次

第1章 環境と人の関係

人がほかの動物たちと大きく違う点は、さまざまな環境に適応し、生存し、生活をしていることである。人はもともと生存に適さない環境でも、衣服や居住構造や建築物、広範に土地改良を加えることによって、生存可能な場所にしてきた。しかしながら、これら環境適応のための文明の進化に比べ、生物としての人の環境適応能力の進化は遅く、かつわずかである。この本のタイトルである『40℃超えの日本列島でヒトは生きていけるのか』の答えは、私のような生理学の研究者が答えなくても、人類の歴史が答えてくれている。それは、〝イエス〟である。人はどこへでも工夫を凝らして到達する。選ばれた人たちだけではあるが、宇宙でも暮らしているのであるから。

地球でもっとも暑い場所、寒い場所はいろいろ記載されている。どの程度の環境であれば人が住めるかを知るには、人が研究や鉱物資源の採取など非常に特殊な使命を持って住んでいる場所を除外し、そのうえで普通の人が住んでいる地域を探せばよい。

アフリカ大陸のチュニジアにあるケビリ県は、約15万人の居住人口を持つ。7、8月の平均最高気温が42℃程度、しかし、最低気温は20℃程度の典型的な砂漠地域の気候で、日中さえやり過ごせばなんとかなりそうな気もする。しかし、過去の最高気温は55℃にも達しており、はたしてこの状態になると、住民全体の居住空間の温度を適切にコントロールできるのかと疑問に感じる。ロシアのオイミャコンは、500人程度の定住者がいて、12、1月の平均気温はマイナス50℃程度である。この二つの場所の気温の差は、最大で90℃程度である。特別な人でなくてもどこでも暮らせるものであり、『40℃超えの日本列島でヒトは生きていけるのか』という問いは愚問以外の何物でもないようにも感じる。

カラダの温度を意味する人の体温の許容範囲が、居住地域の気温と同様に幅広いかというとそうではない。また、何かの工夫で大きく広がるのかといえばそうではない。体温が34℃以下になると低体温症で、生命活動の維持が危うくなってくる。高いほうの体温は、個人差が大きいが、43℃を超えて長くカラダが耐えられる能力を持つ人はまずいない。低温はともかく、高温側では細胞の構造的、機能的に不可逆的な（温度が正常に戻っても元どおりにはならない）変化が生じる。目に見えるもので簡単にいえば、卵を温めると白身は、名前のとおり白く固まる。これは基本的にはタンパク質の変性による。温度を下げたところで、あのドロっとした白身には戻らない。一方、わたしを含む生命科学の研究者は、実験で細胞や、人や動物のいろいろなサンプルを取り出して、マイナス20℃やマイナス80℃のフリーザーに凍結保存をしておく。しかるべき方法で保存しておくと、数年経っていても解析に使うことができる。おかげで、時間に追われることなく正確な研究結果を出すことができる。ただ生きている人の体温の許容範囲は大きく見積もっても10℃以内の変化である。普通の生命活動と定義した場合は6℃以内である。時に冬山登山や海難事故で20℃程度の低体温になって、その後障害もなく生存した例が報じられるが、低体温になるまでの経過、その後の優秀な医療者たちによる適切な復温処置など、いくつかの偶然の賜物《たまもの》といってもよいと思う。反対に50℃に体温が上がってしまえば、一つの偶然もあり得ない。復温しても元に戻ることはない。

暑さや寒さに至る広範囲の極限環境で人が生存し、生活していけるのは、人が持つ知能と技術に尽きるといえる。そして残りのわずかが、われわれの持つ肉体の生命力である。人のカラダは、基本的に温度の変化に対して非常に脆《もろ》い。生身のカラダのままでは、短時間なら生存できても、活動をし、生活を続けることは不可能である。極限で生きていけるのは、ほかの動物に比べて、自分の体温を維持するためのより優れた方法、正確にはカラダの周囲の環境を適切に維持する能力を持ち合わせているからにすぎない。1℃の気温の変化でさえ、10℃もない範囲の体温の変化しか許容できない人では約10％の影響力となる。夏の気温が40℃超えになってしまうことが珍しいことではなくなるかもしれない日本列島に住み続けていくということは、今までとは違う生活様式の獲得と、少しだけ助けになるかもしれない肉体の変化が必要である。また、普通に行っていた屋外の活動にもそれなりのリスクを伴い、知恵を持って対処しなくてはいけないことを意味している。この本では、とくに暑熱環境と人との関わり、体温とは何か、暑さがもたらす人への影響、動物と人の違い、暑さに対する戦略と視点を変えながら、この大きな問いに対する答えを見つけていきたい。

気温の変化

昔に比べて暑くなっているといわれている。温暖化、都市部のヒートアイランド化などが問題になって20年以上は経過している。気象庁からは世界の異常気象の分布が提示されている[1]。図1－1は2021年に高温となった地域を示しており、各地域の過去の年平均気温との差が、同年における標準偏差の1・83倍を超えて高かった場合を高温としている。確かに世界的に2021年は暑かったようである。図1－2は過去30年の世界の各地の平均気温の推移を示している[2]。基準は1991～2020年の平均気温である。確実な右上がりの直線で、世界的な温暖化が進んでいることは自明であるが、数年で1～2℃も上昇するようなものではない。しかし、平均気温では

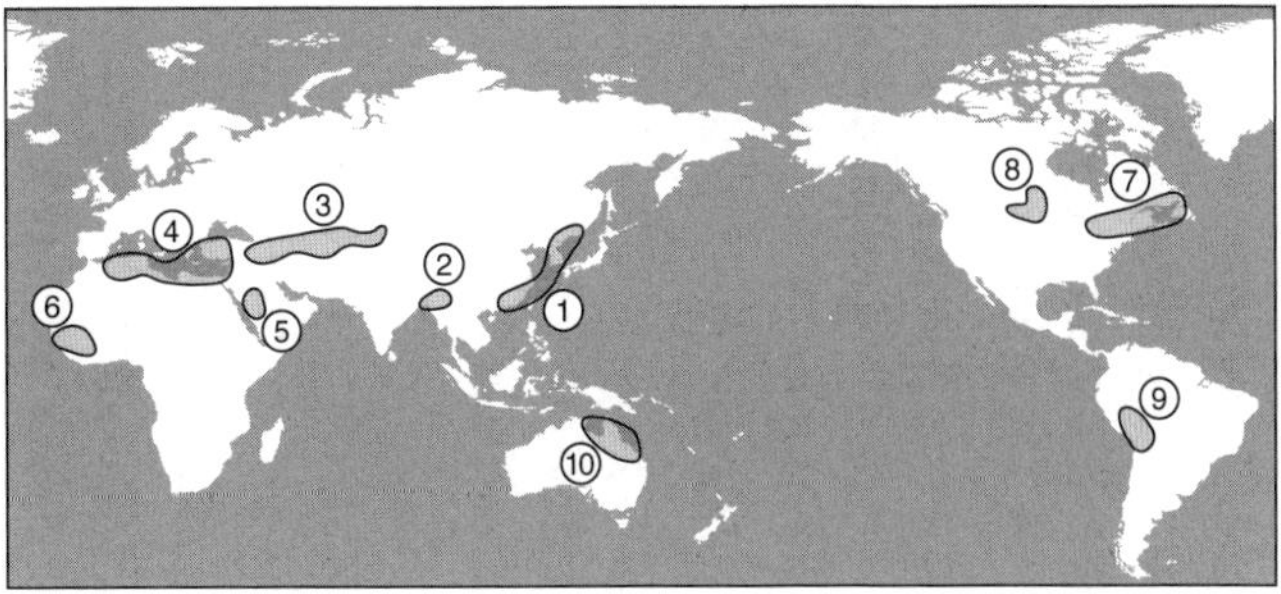

図1-1　2021年に世界で高温となった地域
以下の月に高温となった。①2～3、5、7、9月、②1、5、10月、③2、4～9、12月、④1～2、5～9、11月、⑤3、6、10月、⑥1、9、11～12月、⑦6、8、10～11月、⑧1、6～7、9～10月、⑨8～10、12月、⑩7～8、10～11月。気象庁ホームページ(1)を参考に作成。

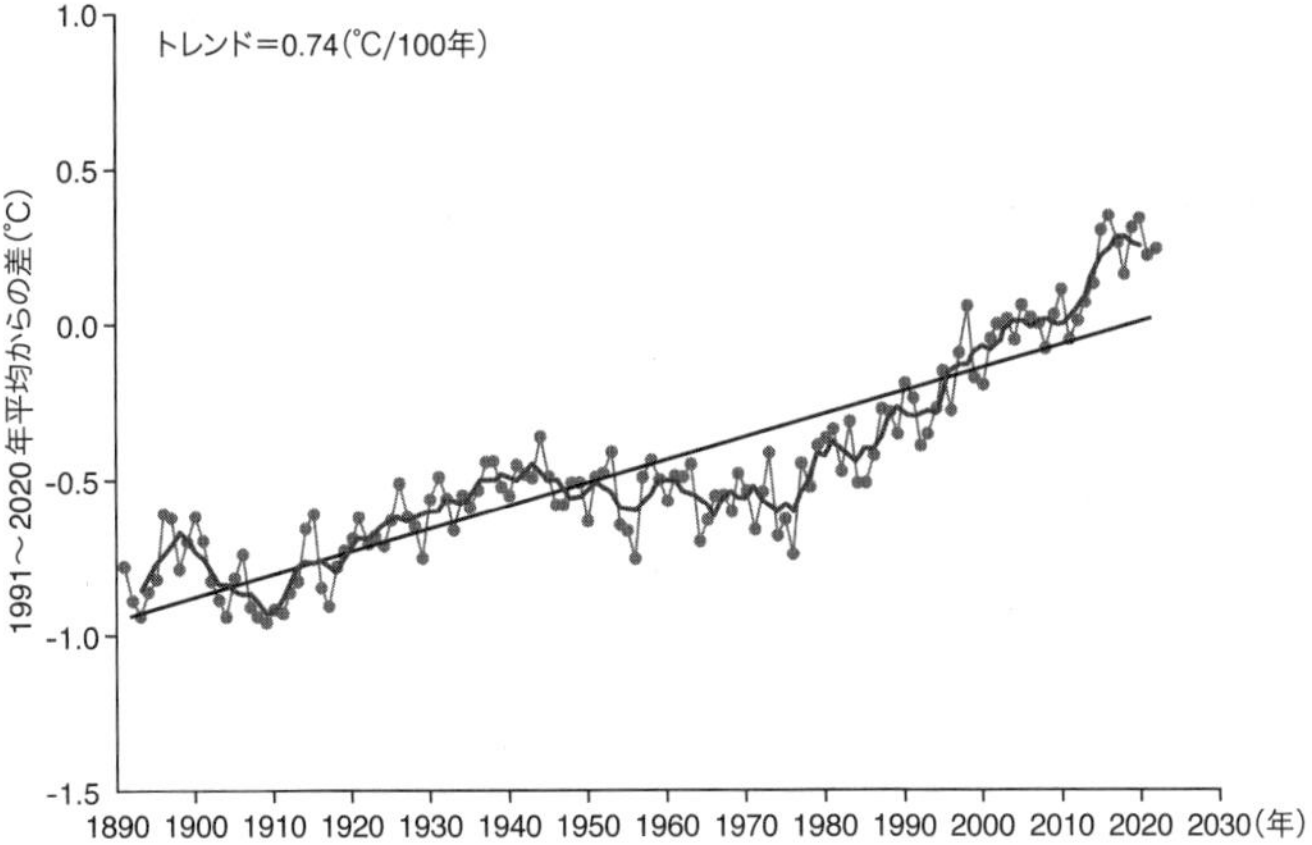

図1-2　世界の平均気温の推移
気象庁ホームページ(2)より作成。

評価できないのが温暖化の特徴であり、熱波と呼ばれる数日～週単位での気温上昇や局所的な気候の激しい変化を生み出す原因でもある。さらに、都市部のヒートアイランド現象は人の社会活動、たとえばビルや道路の建設や緑地の破壊、局所的な高いエネルギー消費によってできた熱の吹き溜まりともいえる。たとえば、東京の平均気温は、日本のほかの都市部に比べて100年で1・5℃程度高い気温上昇を生み出していると報告されている(3)。

日本で生まれ育った普通の少年であった私の過去を振り返ると、今に限らず夏は暑さで寝苦しかった記憶がある。街中でなく、郊外に住んでいたが、やはり暑かった気がする。そもそも、小学校から高校まで職員室以外にはクーラーは一台もなかったし、学校はとても暑い場所だった。夏場のスポーツで、頭がぐるぐる回って頭も痛いし、もう少しでぶっ倒れてしまいそうになった経験は何度もあるし、今から思えば確実に熱中症になっていたという記憶もある。水を飲むなとはいわれなかったが、先生に水を飲めと指導されたことはなかった。現代のようなスポーツドリンクはなく、強いて言えば冷たい麦茶がそれに該当した。隠れて休憩を取っていたが、定期的に、かつ必要があれば自由に休憩を取りなさいといってくれる先生はいなかった。今思えば、暑さに対する意識や知恵はゆっくり進化している。しかし、喉元過ぎれば、〝暑さ〟忘れるではないけれど、四季のある日本では暑さの実感は記憶からすぐ離れていってしまう。去年の夏どころか、夏が過ぎて11月ぐらいになると、もう多くの人たちは忘れている。

本当に暑さ対策を準備しないといけないのは夏に入る前なのだが、日本人が暑さに危機感を持つのは夏だけである。その繰り返し。それではいけない。

暑さと気温

この本のタイトルにもある通り、暑さの基準として気温が使われることが多い。温度の単位は絶対温度を示すK（ケルビン）を用いるべきであるが、今までの習慣からセルシウス温度（摂氏、℃）、もしくはファーレンハイト温度（華氏、°F）を、科学的な事象に関しても記載することが多い。そもそも、温度の測定は、気温や体温など日常に密接したものであり、今に至るまで古くからの単位の使用が継続している理由と考えられる。

絶対温度0（0K）は、理論上、すべての分子の運動が停止してしまうような温度である。温度とは分子の運動を反映した数値なので、これ以上温度を低くすることはできない。熱力学に関わる計算をするには、必ずケルビンで表した温度を使う必要がある。ケルビンは正真正銘の温度の単位である。セルシウス温度は、氷結が始まる温度を0℃、沸点を100℃とした単位（間隔尺度）である。0K＝マイナス273℃であり、1Kの温度の上昇は1℃の温度上昇に等しい。一方、ファーレンハイト温度は、ファーレンハイト博士が、水銀柱の体積変化から定義した温度で、博士の生きていた時代に人工的につくりえたもっとも低い温度を0°F（博士が経験したもっとも低い環境温度という説もある）、博士の体温を100°Fとしたともいわれている（のちに少し定義が変わったようであるが、大きな問題ではない）。現在の基準でいうと、0°Fはマイナス17・8℃、100°Fは37・8℃である。諸説さまざまで確かではないが、人が住めるのはこの0～100°Fの範囲であり、100°Fは発熱が起こっているレベルでなんらかの治療を必要とする基準なので、役に立つ単位なのだという説（い張る人）がある（いる)。マイナス17・8℃ならしっかりした建物、火と毛布があればなんとかやっていけそうだ。37・8℃なら短パン1枚、日陰でうだうだ暮らしていてよいならギリギリやっていけそうな気もする。確かに、体温が37・8℃ぐらいで頭も痛ければ発熱だと思うし、逆に37℃程度で熱があると大騒ぎしている人を見ると、本当かな、それぐらい大丈夫と思う場合もある（本人には決していいません）。温度の単位づくりは少々あいまいで、超低温環境の創出など現代科学では、さらに精度が求められ、新たな基準づくりが求められている。

気温は、われわれの生活において、とても重要な環境の指標である。晴れているか、曇っているか、雨が強く降るかどうかも重要だが、日射量がどれぐらいとか（表記方法としては古いのだがW／㎡〔1平方メートルあたりの地面に降り注ぐ熱量。W（ワット）は電球で使われている単位と同じ〕）、降雨量が何㎜（地面が水を吸収しなかったと仮定して、1平方メートルあたりに溜まる水の高さ）だとか、異常気象の場合以外はあまりいわない。最近ではPM2・5の指数が示されることがあるので、ちょっと画期的。インターネットやテレビから得られる気温の情報の大部分は、気象庁の測定データからのものである。気象庁の気温データは、具体的には、さまざまな定点で測定した、芝生の上1・5mで、通風式温度計と呼ばれる温度計を用いて測ったものである[4]（図1－3）。温度の測定部に一定の気流が流れている空気の温度である。印象としてなんとなく涼しそうな場所で測っているなと私が思うのは、間違いではないであろう。しかし、実際のわれわれの生活環境の温度が、この〝気温〟なのかというと違っている。気温は大事な指標であるが、いる場所によって大きく異なる。マスコミ等で報じられている

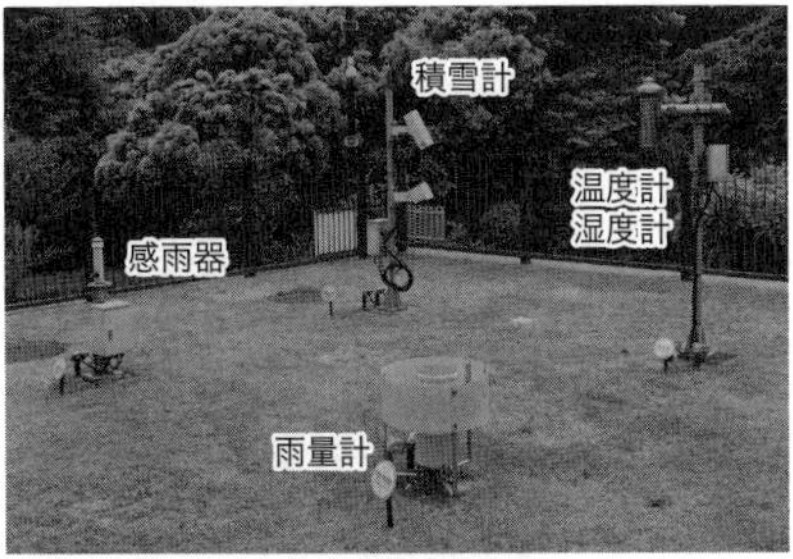

図1－3　定点観測地点での機材
東京・北の丸公園の露場

気温が自分をとりまく環境の温度だと思い込まないことも大事である。

気温の測定には変遷があり、過去のものは昔の小学校にあった百葉箱（図1-4）と呼ばれる入れ物の中で測定した、自然気流での空気の温度である。小学校で理科部にいたわたしは、超アナログ的な測定方法が身にしみていて、多少のデジタル化は進んでいても、測定はすべて百葉箱の中で行われているものだと数年前まで思い込んでいた。お恥ずかしい限りである。百葉箱の使用は、1990年代から正式な気温測定の装置としては使われなくなっているそうである。このため、当時のデータと今のデータを比較して解析を行うことが適切であるかどうかわたしには自信がない。月や年単位の平均気温ならある程度誤差は取り除いて、比較することはできるかもしれない。ただし、最高気温や最低気温など、条件によってノイズを拾っている可能性のあるデータの取り扱いには注意が必要だ。

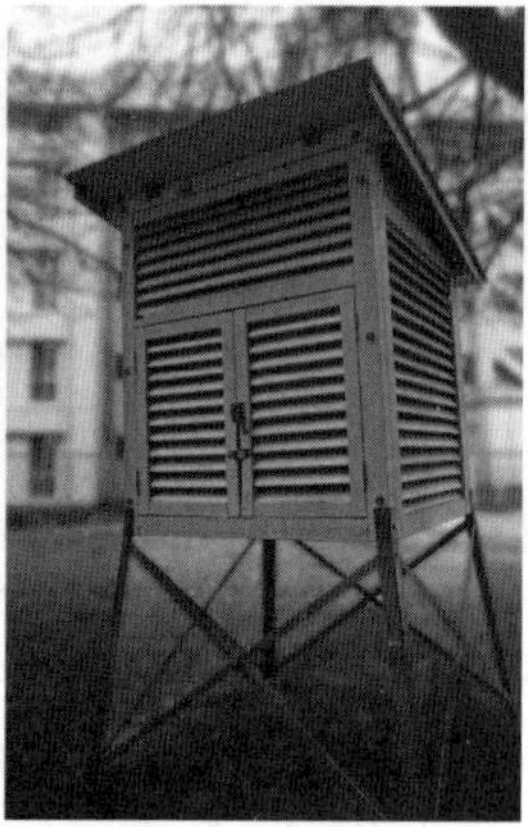
図1-4　百葉箱

暑さを〝気温〟のみで評価しようとすることも実は難しい。測定地点のさまざまな気温以外の環境条件が影響するからだ。たとえば、緯度の変化は太陽光を受ける角度に影響する。気象庁の測定地点は、ビルの建設や近くの樹木の伐採等々で影響を受けることがないように十分選定されているそうである。暑い街として有名な館林の最高気温論争は、定点観測地の環境条件が場所によって異なっているという指摘に端を発していた。とくに都市環境においては、周囲環境の影響を完全に受けていないといい切るのは難しいであろう。そもそも、一部の地点の気温のデータから、地域全体を、そして日本全体の気象を論じることは難しい。しかし、日常の暮らし、毎年のマスコミなどの情報から、なんとなく暑くなってきているのを、ほとんどの人が感じているであろう。地球温暖化を実感することは難しいし、昨今の暑さを地球温暖化と直接関連づけるのは適切ではない。最近の日本の夏は、公共の場所での空調がどこでも効いていて、屋外との寒暖差が、余計、夏を暑く感じさせる。都会に出るとビルの外では、熱風がどこからともなくやってくるし、緑の少ない都会でのビルや道からの熱に無駄にさらされている気はする。ただ、環境が人に与える影響は、気温のみでは評価できない。また、人を直接とりまく環境の温度だけでもない。暑さが人に与える影響を評価するには、気温のみならず複数の環境を評価する尺度が必要である。

暑さは気温で論じられることが多い。しかし、気温はさまざまな影響を受けて変化するし、情報媒体から得られるデータは自分の生活環境のものとは乖離《かいり》していることも多い。暑さ、とくに人に与える暑さの影響は、気温のみで評価することは実は難しい。

気温は上がっている？

測定する場所の問題、測定方法の違いから、単純に昔の暑さと今の暑さを気温だけで比較することは難しいと述べた。自分でいったことと矛盾するのだが、気象庁が公開している気温のデータを活用させていただきながら話を進めていく。気象庁のデータは、実は宝箱のようなもので、さまざまなデータとともに解析まで示していただいている。実にありがたい。ここでは、マスコミがよく着目している最高気温（定点観測で1日のうちでもっとも高い温度）のみに着目してデータを拾い上げてみた。これには理由がある。月平均の気温のみを見ていくと40～50年前と比べると、多くの場所で統計的に大きな差は認められない。上昇している場合でも1℃あるかないかで、これが意味のあることかはわたしには判断できない。気候は年によっても変化するのが常なので、何年分かのデータを一つの年代として解析の対象とすべきなのかわからないし、あるいは着目する場所によっても、統計的に有意であったりなかったりして結論が出せない。ひと月の中でも上下動が強くあり、冷夏の年が4～5年に1回はあって、たとえば10年の範囲で見てみると、それほど暑くなったとは思えない。一方、デ

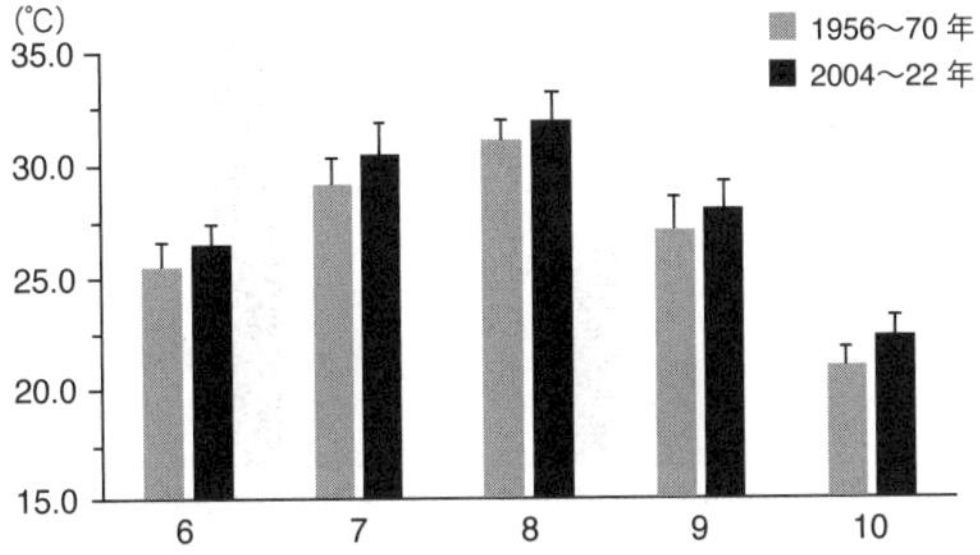

図1-5　東京の月別最高気温の変化
気象庁ホームページ[5]より作成。

ータを細かく眺めてみると1日のうちで、今まであまり見られなかった気温の上昇が結構頻繁に、かつさまざまな場所で、おこるようにはなっているなという、ざっくりとした印象はある。興味のある方は、一度、ご自身でデータをながめながら解析してみていただきたい[5]。

図1-5は気象庁の定点観測地点の一つである「東京」の6~10月の間の毎日の最高気温の月平均を求めた結果を示している。グレーは1956~70年の高度成長期の15年、黒は2008~22年の15年の平均を示している。1956~70年は、7月で29・1℃、8月で31・0℃である。一方、2008~22年は、おのおの30・4℃、31・9℃である。平均値は少し高いが、統計的には上昇しているとはいえなかった。また、冬季の平均最高気温はまったく変わらなかった。

それではと、データの範囲を少し広げて、かつ少

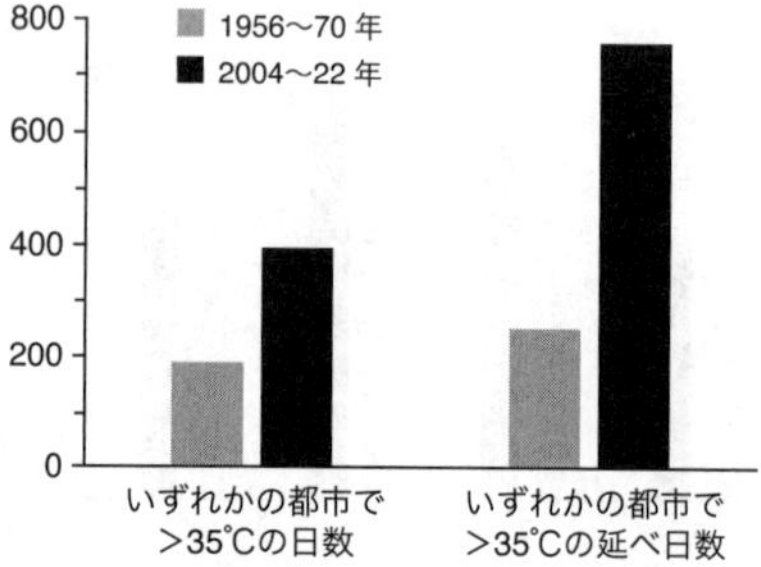

図1-6　6つの都市の最高気温が35℃を超えた日数の比較（左はいずれかの都市で35℃を超えた日数、右は35℃を超えた延べ日数）
気象庁ホームページ(5)より作成。

し視点を変えて解析したのが図1-6である。札幌、仙台、東京、名古屋、大阪、福岡のデータを眺めてみた。都市の選定にバイアスがあるが、わたしが5回以上は夏に行っていて少しは土地勘のある場所である。気象の専門家ではないので、このあたりの独断と偏りは許していただきたい。先と同様に、1956〜70年、2008〜22年、6〜10月でデータを取り出した。まず6都市のいずれかで最高気温が35℃を超えた日（猛暑日と定義づけられている）を数えてみると、1956〜70年で187日、2008〜22年で387日と増えていた。つぎに、最高気温が35℃を超えた延べ日数を集計した。たとえばある日に、札幌と名古屋で35℃超えの日があると2、どの都市も35℃超えしないと0とカウントした。1956〜70年は248日、2008〜22年は760日であった。これはだいぶん違ってきている。実感＋報道＋データから眺めると、少なくとも日本の都市部に限っては、「暑くなる日」は増えていっていると判断してよいのかと思う。専門家でもないので、これ以上、わたしにはコメントする能力がないのだが、日本に住んでいる限り暑さの知識を広げて、その対策を考える時代にあるのは確かのようである。

日本で、人が多く住む地域の暑さはゆっくりと進んでいるようである。何が原因かはわからないが、とりあえず暑さに対する心構えと、対策は始めておくべきだ。

人に影響を与える暑熱環境

地球や都市レベルの暑熱環境は、気温のみならず、気象にも影響を与える。しかし、人が影響を受ける暑熱環境は見渡せる範囲のものに限られる。この暑熱環境を評価するには気温のみでは不十分で、さまざまな要因を考慮する必要がある。生命活動に伴う熱の発生や放散は、環境に大きく影響を受ける。建物や衣服は、ごくごく狭い範囲の環境を整えることを目的にしている。

気温は、われわれ人にとってもっとも身近な環境因子である。この大きな理由は、人と環境のインターフェースの大部分は皮膚であり、皮膚には非常に多くの生体の温度センサーが存在することにある。このため、気温の変化は、われわれの意識にのぼりやすく、環境の変化として捉えられ、そして何らかの行動を起こす。簡単にいえば、暑ければ服を脱ぐし、それでも我慢ができなければ空調をつけるということである。人の皮膚温度は自分の体温とカラダをとりまく環境要因で決まる。この皮膚温度が、暑さや寒さを決める大きな因子の一つである。多くの場合、環境の温度より、人の皮膚温度は高く、カラダの熱は何もしなくても物理的に環境へ移動している。ここでは、気温をはじめさまざまな環境因子がどのように人のカラダに影響を与えるかを考えていきたい。

先に述べたように、気温は、明確に人の意識にのぼり（すなわち、その変化を敏感に感じるということ）、さらに、後述する意識にのぼっていない状態でも体温調節に密接に関わる要因である。しかし、気温のみが人の体温にもっとも強く影響を与える因子かというと、そうでもない。たとえば湿度はその一つである。湿度は強く体温に影響を与える。しかし、人は湿度を感じるセンサーは持たない。部屋の中がジメジメしていると感じ、衣服が湿っていると感じるのは、皮膚の温度センサーや触覚を介していると考えられている。一方、ゴキブリなどの一部の昆虫は湿度センサーを持っており、彼らの大好きなジメジメした場所を探し出し、子孫を残すために卵を産み付けるのに役立てている。

気象庁で測定される〝気温〟の問題点は、先に述べた通りである。気温は正確には人の体温には直接、影響を与えない。体温に影響するのは皮膚の表面近くにある空気の温度である。つまり、暑い寒いと感じるのは皮膚の周囲の空気の温度である。皮膚と空気の接触面での熱の流れを決定する要因の一つは、その温度差である。繰り返しになるが、人の環境をとりまく温度は、皮膚温より低いため（最近は例外が多くなっているが）、熱がカラダから環境へ逃げている。この状態で、カラダの熱のバランスが取れている。安静にしていれば人がつくる熱（基礎代謝を反映している）と皮膚から逃げる熱は同じはずである。このバランスが取れた状態にあるとき、人は暑くも寒くもないと感じる。勘違いしてはいけないのは、熱が逃げるから寒いわけではないのである。人はいつも熱を体から逃がしている。それが普通で、暑くも寒くもない状態なのである。

では人にとって暑くも寒くもない環境温度はどの程度であろうか。一般に、この暑くも寒くもない環境温度では、人が体温調節に必要とするエネルギーがもっとも低くなるといわれている。すなわち、われわれの体温調節のためのしくみが最低限にしか働いていないときに、暑くも寒くもないと感じているのである。素っ裸の人を部屋に入れて測定してみると、年齢、人種、男女の違いはあるが27～31℃の間の環境温度だといわれている。先に述べたようにカラダから逃げていく熱が、自分がカラダの中でつくっている熱とバランスが取れているとき、暑くも寒くもないわけである。安静時にカラダがつくる熱は、基礎代謝である。基礎代謝が高い人は低い環境温度が、そうでない人は高い環境温度が適切ということになる。さまざまな原因はあるが、基礎代謝の低い人は、すぐ寒く感じるし、キンキンに効いた冷房なんてもってのほかであろう。冷え性の大きな原因の一つは基礎代謝の低下である。逆に冬場にTシャツ1枚で歩いている海外からのマッチョなツーリストもいるが、高い基礎代謝と、やせ我慢とで熱のバランスが取れているのだろう。この、暑くも寒くもない温度、あるいは体温調節のための反応が最小に抑えられている環境温度の範囲を「温度中性域」と呼んでいる。

人に影響を与える空気の温度は、気温ではなく、カラダをとりまく空気の温度である。人は常に熱を逃がすことで生きている動物である。温度中性域とは、体温調節のための反応が最小に抑えられたエコな温度環境である。同時に温度中性域では、人は暑くも寒くもないと感じている。

気温だけが体温に影響を与える要因ではない

人において影響を与える環境要因は気温以外に、湿度、輻射《ふくしゃ》熱、気流、着衣量などが代表的なものである。ここで環境温度と述べたが、皮膚の周囲の空気の温度は、厳密にいえば部屋にいた場合には室温ではないし、屋外にいた場合は気温ではない。人に影響を与える、人の周囲の空気、皮膚の周囲の温度の呼称に正確なものはない。人の周りには、皮膚で暖められた空気の層が取り囲んでおり、衣服を着ると、この空気の層はよく保持される。このため、薄手の衣服を着た場合には、裸のときの温度中性域より低くて、暑くも寒くもない室温は25℃前後となる。夏場に推奨されるエコな温度設定は28℃といわれるが、実はそれでは暑い。裸でいれば別だが。安静にしている人のカラダの熱の出入りの基本は、皮膚の表面と、それをとりまく空気の温度差であり、熱の移動を媒介するものは、この二つの部位に含まれる分子である。このような熱の伝達を「伝導」という。伝導は空気に限ったわけではなく、たとえば皮膚と水、皮膚とテーブルなどの組み合わせでも生じる。

暖かい空気は比重が軽いため直接外気に接する部分は、上昇して逃げていき、代わりに比重の重い冷たい空気がやってくる。この空気の入れ替わりを「対流」という。対流は、このようにカラダの周囲の空気が温められて生じる場合もあるが、風（気流）も人に影響を強く及ぼす。走ったり、自転車に乗ったりしている場合には、移動速度に応じた向かい風ができる。暑いときには体の周りの暖かい空気の層を破壊してくれるので、風は涼しく感じる。一方、寒いときには、せっかくできた暖かい空気の層の代わりに冷たい空気を置き換えてしまうので、寒さが一層増すことになる。衣服は対流の影響を小さくするのにうってつけの道具である。気温や服装などによっても異なるが、時速6㎞の風は、時速1・5㎞の風の場合と比較して、カラダからおよそ2倍の熱を奪うといわれている。対流は空気に限ったことではなく水などでも同様である。わたしは江戸っ子ではないので熱い湯の銭湯が大嫌いだが、湯船の中で熱さに耐える唯一の方法はじっと動かず、水の対流を起こさないことにつきる。冷たい水でも同じことがいえる。水の熱伝導率（熱の伝わりやすさ）は、空気の25倍程度もあるので、熱い湯の銭湯は同じ温度の空気中にいるより苦痛である。暑いときの風の心地よさは、われわれが対流そのものを感じているのではなく、皮膚表面の温度変化を皮膚の温度センサーを介して感じているに過ぎない（風による皮膚表面への力は皮膚にある触覚や圧覚にかかわるセンサーを介して感じている）。

湿度も体温に影響を与える大きな因子である。夏の湿度の高さは不快感を増強し、暑さ感覚を高める。一方、冬の乾燥は唇や皮膚のカサカサ感を増やし、インフルエンザが流行していたりすると、鼻や咽頭の粘膜での免疫防御機転を阻害するとテレビなどで警鐘される。しかし、体温に対する影響など話題にしない。ほぼすべての環境において、われわれのカラダからは水が逃げていっている。排尿や排便に伴い水を喪失している。また、皮膚や（呼吸に伴い）気道からは、常に水蒸気として水が体外へ移動している。1日におよそ1L弱の水が、この水蒸気として体液から失われている

表１-１　人の１日の水分出納

水分の IN		水分の OUT	
飲水	1200 mL	尿	1200 mL
食事	800 mL	不感蒸泄	800 mL
代謝水	200 mL	便	200 mL
計	2200 mL	計	2200 mL

（表１-１）。水の喪失として目に見えるわけでも、感じるわけでもないので、「不感蒸泄」と呼ばれる。例外的に寒い日には、白い吐く息として不感蒸泄を〝見る〟ことが可能である。ここで重要なのは、水が水蒸気に変化する際には、水１Lあたり５８０kcalの熱量を必要とすることである。人は暑くても、寒くても、蒸発に伴う熱を毎日失っているということである。また、運動時などに生じる発汗は、皮膚からの蒸発により積極的にカラダからの熱の放出を促進する。これを「蒸散性熱放散」と呼ぶ。

輻射は体表面から出る、あるいは体表面に入ってくる電磁波（おもに赤外光）であり、電磁波は直接熱を伝える。すなわち、伝導や蒸散のように、間に何らかの分子が存在する必要はない。なんだか文章にするとややこしいが、太陽の光は漆黒の空気のない空間からはるばる地球にやってきて熱を伝えている、夕日が沈むと瞬間に暑さがやわらいだと感じる。そういう熱の伝達である。これが輻射によって運ばれる熱である。輻射は、人を含めて熱を持つすべての物体から放出さ

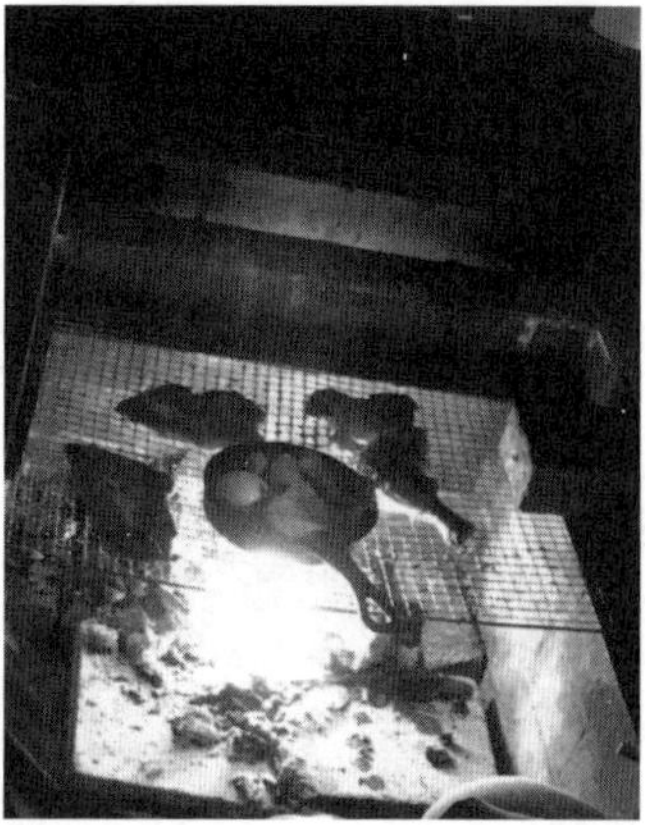

図1-7　バーベキューの火

れているわけであるが、物体の表面の温度差によって熱の流れは決定される。たとえばある人がAという物体の正面にいて、物体Aの表面は、人の皮膚の温度よりも高いとする。物体Aの表面からも、人の皮膚からも電磁波が出ているわけであるが、その見かけ上の流れは温度の高い物体Aの表面から人の皮膚に向かい、熱の流れも同様である。この人は、物体Aの表面温度が、皮膚の温度よりずっと高ければ熱いと感じることになる。これも簡単にいうと、夏のバーベキューで焼き当番をすると、赤い炭の前では暑くてたまらないことで経験可能である（図1-7）。炭の周りの空気の温度が上がった影響もあるが輻射熱の影響に比べれば小さい。

バーベキューの赤く焼けた炭の前で暑いのは、電磁波による熱の影響である。しかし、主たる電磁波は赤外光であり、赤外光は可視光（視覚として認識される光）ではないので、見ることはできない。また、皮膚には赤外線センサーは存在しない。暑いと感じるのは、皮膚に到達した赤外光が、皮膚を温め、それを皮膚の温度センサーが感じるからである。熱を伝える媒体は電磁波ではあるが、われわれは熱が皮膚を温め、皮膚の温度が上昇してはじめて感じることができる。感覚としては、皮膚の周りの空気の温度が上がったのと同じなのであるから、区別することはできないのである。

われわれのカラダ、とくに体温に影響を与える因子は気温だけではない。しかし、人は皮膚の温度センサーを用いて、とりまく暑熱環境を判断することが多いので、ついつい気温のみに目がいきがちである。気温以外にも、湿度、放射温度、気流を知ることで、われわれの暑熱環境を評価することが大事である。

第2章

カラダの温度とその意味

体温は本当に〝カラダ〟の〝温度〟なのか？

ものの温度を測定するには、どこで測定するかということと、どのような測定機を用いるかが大事である。料理が好きな人ならわかっていただけると思うが、素人が美味しいローストビーフをつくるには温度計が必要である。オーブンの内部の温度のコントロールとモニターも必要だが、もともとオーブンについているもので十分である。表面の温度は、美味しそうなローストビーフの外見をつくるには必要だが、本質ではない。本質は、中心の温度である。スペシャルな針型の温度計（ローストビーフ温度計として売られている）を肉塊の中心に突き刺して、正確な温度管理をしながら焼き加減を決めていくことが大事なのだ。表面が綺麗なきつね色に焼きあがっていても、それは適切なローストビーフの温度情報とはいえない。人の温度、すなわち体温も同様である。ついでにいえば、人も表面（みかけ）ではなく中身である。

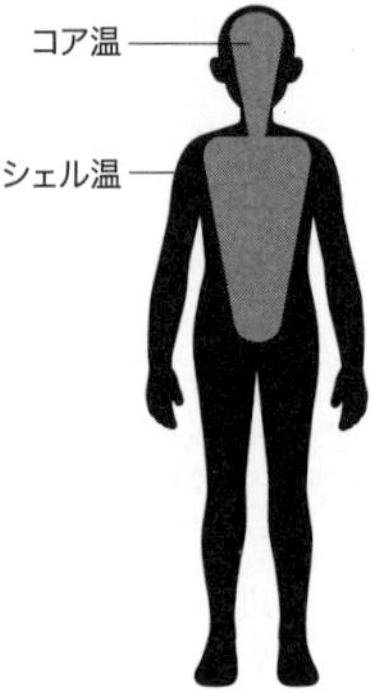

図2－1　コア温とシェル温の概念図

人間にとって重要な温度とは、脳や心臓、肝臓や腎臓の存在する中心の温度である。生命活動の維持のために正確に管理されるべき温度は、ローストビーフ同様、この中心の温度である。一方、体表近くの温度は、中心の温度と比較するとそれほど重要な意味を持たない。人はさまざまな〝体温調節のしくみ〟を持つが、それらの〝しくみ〟によって行われる最終的な調節対象はカラダの中心の温度であり、体表の温度ではない。

有名な生理学者であるアショッフは、カラダの中心の温度を「深部体温」もしくは「中心（コア）温」と定義づけている、一方、体表近くの温度を「被殻（シェル）温」と呼び、今でもこの用語が用いられている[6]（図2－1）。シェル温の中でも、とくに環境と接する皮膚の温度は、体温調節システムにおいて意味を持つ。通常の環境（薄めの衣服を着て暑くも寒くもない25℃前後の気温）で、コア温は37℃前後（個人差は小さく、ほとんどの人でプラスマイナス0・3℃の範囲に入る）、皮膚温は30～35℃程度である。

ではなぜカラダの中で、このような温度較差ができるのであろうか。一番大きな理由が「代謝」である。代謝とは一般に人が食事を摂取し、栄養素に分解し、そして生命活動に必要なエネルギーに分解していく過程、または自身のカラダのパーツを構成する細胞をつくったり置換したりする過程（新陳代謝とも呼ばれる）を示す。また代謝は、このエネルギーを用いて生命活動を維持したり、運動をしたりする過程も示す。代謝とは少し曖昧で、広く生命活動を表現する言葉である。人の場合、食事などで摂取したエネルギーのおよそ80％は最終的に熱に置き換わり、そして外界に放出される。この熱の大部分は、カラダの中心臓器（およそ全体の50％）や筋肉（同じく20％）で産生され、人のコア温を高く維持することになる。二つめの重要な理由は、コアとシェルを分離する組織の存在である。熱を生むコアから、環境に近いシェルへ熱は逃げていくわけであるが、シェルの最内層には筋肉が存在し、その外側には脂肪組織、そして皮膚が位置して、温度較差を形成している。人のカラダの60％は水である。水は熱伝導性の高い物質であり、このためカラダの内部の温度は比較的均一に保たれ、血液は酸素を運搬する役割とともに、熱を身体中に運搬する重要な役割を担っている。一方、筋肉の熱伝導率は、水に対しておよそ70％、脂肪は30％である。すなわち、これら二つの組織は断熱材として環境へ向かう熱の移動を防ぎ、コアの熱を保つことに役立っているのである。

「体温とは、コア（中心）温のことを示している。」

いかにコア温を測定するか?

温度計の原型は、あのガリレオ・ガリレイがつくっている。空気の膨張を利用したものである。アンティークショップやセレクトショップでときどき見かけるガリレオ温度計という名前の、ガラス瓶の中に、赤や青のカラフルなガラス玉が浮かんでいる置物を見た人もいると思う（図2-2）。これはガリレオがつくった最初の温度計とは異なり、ガリレオの弟子が考案したものらしい。温度が上がると液体の体積あたりの重さが軽くなる。ガラス玉は重さがさまざまに調節してあって、どのガラス玉が沈んでいて、どれが浮いているかで液体の温度（間接的に気温）を推定するものである。体温計の原型は、オリジナルのガリレオ温度計から遅れてサンクトロ（サンクトリウスと書いてある文献もあり名前がはっきりしない）が考案している。ガラス管を口の中にくわえ、ガリレオのものと同様に空気の熱膨張を利用して体温を測定するものであった。画期的なことは、目盛をつけて測定をより絶対的なものにしていること、なによりサンクトロは長年にわたって自身の体温を測定し、その値がほぼ一定に保たれていることを発見したことにある。

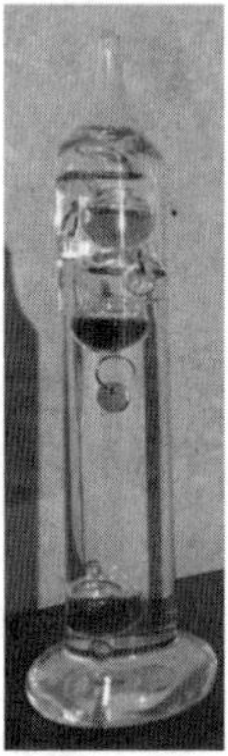

図2-2　ガリレオ温度計

コア温の理想的な測定部位は脳である。脳にはコア温をコントロールするための重要な生体の温度センサーが存在する。このため脳の温度を正確に測定することは、どのレベルに体温が調節されているかを知る重要な情報となる。しかし、医療の現場でもなかなかこれは難しい。現在のコア温測定のゴールドスタンダードは、頸《けい》静脈もしくは四肢の静脈から挿入して先端を心臓の肺動脈に留置するスワンガンツ・カテーテルによる測定であるといわれている。スワンガンツ・カテーテルは、現在の医療現場では使われる機会が少なくなっているが、数十年前には侵襲の強い心臓手術の術中・術後、あるいは重症心不全の状態にある患者さんの心機能を測定するためにしばしば用いられた医療用カテーテルである。温度センサーが先端に取りつけられており、心臓内や大血管内の血液温度を測定することが可能である。心臓内部の血液は、きわめて短時間で脳に達するため、この温度を脳温とほぼ同じとして扱うのである。ほかにも、やわらかいワイヤー型の温度センサーを鼻もしくは口から食道の心臓の後ろの高さに進めて測定する食道温、肛門から同じく温度センサーを10㎝ほど奥に進めて直腸の高さで測定する直腸温などがある。排尿が自分で困難な場合に留置される膀胱《ぼうこう》カテーテルの先に温度計を装着して測定する膀胱温もある。最近では、脳への血管の分枝がある鼓膜の温度を測る鼓膜温、無線で温度情報を飛ばせるカプセル型の温度計を飲み込み、消化管内の温度を測る消化管温などがコア温として代用されている。

正確なコア温は心臓内部、食道、直腸で測定される。

平熱とは

ではわれわれがよく使う「平熱」とは何なのだろうか。コア温の重要性を話した今、われわれが日常使う腋窩《えきか》温は皮膚温なので意味がないのだろうか。わたしが体温の研究をやっていると初対面の人にお話しすると、二つの質問が連続してやってくることが多い。〝温活〟にご興味のある女性にとくに多い気がする。

その1：わたしは低体温（症）で調子が悪いのです。とくに朝が問題で、今日もだるくてなかなか起きられませんでした。カラダの冷えも強いし、便秘がちで、皮膚もカサカサで保湿クリームが手放せません。実際、体温を測るといつも35℃少ししかないのです。低体温（症）をなおすにはどうすればいいですか？

その2：体温を1℃上げて健康になるために、食事を改善して、運動習慣をつけるように頑張ろうと思っています。体温を1℃上げるには、どのような食生活や運動をすればよいですか？

体温＝コア温と考えると、〝35℃少し〟の体温は低体温の診断基準には厳密には入らない。低体温の多くは極度の寒冷環境への暴露、たとえば低温の海や湖への転落事故や、高山での遭難などの事故に起因する（「偶発性低体温症」と呼ばれる）。コア温が35℃以下で低体温症と呼ばれる状態になると、思うようにカラダが動かせない、判断力の低下、意識レベルの低下など命に関わる状態となりうる。しかし、わたしが相談をされる低体温は、腋窩で測定した温度での話で、低体温症とは明確に区別される。もしかしたら、代謝に関わる甲状腺や副腎のホルモンの何らかの異常による低体温症かもしれないが、わたしがお話ししたほとんどの人は、それほど強い身体のトラブルを抱えておられるようには見えなかった。

安静時に、普段の快適な生活環境の中で、とくに発熱疾患もない状態で、そして腋窩で測定した温度を通常、「平熱」と呼ぶ。実は平熱の範囲は個人差があり36〜37℃と広く、厳密な定義はない。また、発熱の定義も曖昧な部分が多い。通常、平熱よりも1℃以上高くて、何らかの自覚症状（倦怠《けんたい》感や頭痛など）を伴えば発熱といってよいと考えられる。腋窩で測定する平熱の正常範囲は、一時代前の水銀を用いたアナログ式体温計で測定したデータに基づいている。アナログ水銀体温計による測定の基本は、安静にして、しっかり体温計の先端を腋窩にはさみ、10分以上保ってほぼ温度が安定するまでその状態を保つことである。

腋窩温度はあくまで皮膚温度である。しかし、その測定原理は、腋《わき》にしっかりはさむことによって、①皮下の比較的浅い部分を走る中動脈（腋窩動脈）内の血液温と皮膚の表面温度がほぼ平衡に達すること（同じではない）、②環境温度による皮膚温度の変化の影響を取り除くことを可能にすることにある。このため、便利ではあるが最近の10秒程度で測れるデジタル体温計は、どうしても誤差が生じてしまう。多くの人でデータを取ってアナログ体温計と比べるときれいな相関はあるのだけれど、個人差がどうしても大きい。デジタル体温計は、腋にはさんでからの温度上昇から、平衡温度を推定するアルゴリズムにより算出している。自称、〝低体温症〟の人は、コア温は正常にも関わらず、何らかの影響で腋窩温度が低い場合がある。もしかしたら、正確に腋窩温が測れていない可能性もある。一度、昔ながらの〝10分法〟で測定することをお勧めする。

腋窩温度で測った〝体温〟で、すぐに自分が低体温だと思ってはいけない。

高体温維持のリスク

先に述べたように、人は多くのエネルギーを摂取し（ご飯を食べ）、エネルギーとして取り出し、そのほとんどが最終的には熱に置き換わってしまうが、その熱をカラダの中心部（コア）に集めておくことで体温を高く保っている。この中心部の熱も、ずっとコアにとどまっているわけではないので（なぜならカラダの周囲の温度はずっとコア温より低いから）、環境へと逃げていくわけである。高いコア温を維持するた

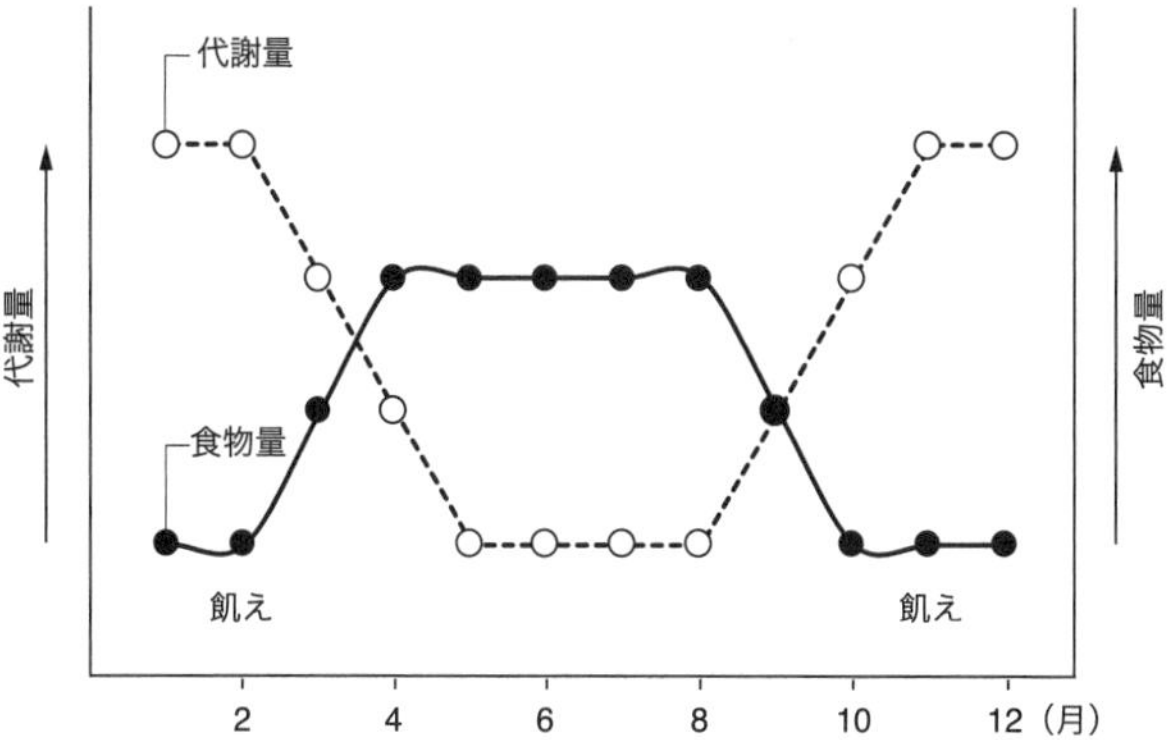

図2-3　北半球に生きる恒温動物の代謝と食事量の関係

めには、せっせと食物を確保し、食べ、燃やし、コアに含まれる熱を一定に保つ必要がある。このような作業は、多くの恒温動物、すなわち哺乳類、鳥類で行われていることである。体温を保つという大きな目的を除いてしまえば、われわれすべて、かなり効率の悪いエネルギーの使い方をしているともいえる。あまり働かずぶらぶらしているように見える人たちを〝無駄飯食らい〟などと、悪い言葉を使って陰で非難することがある。しかし、われわれヒトはみな、かなりの〝無駄飯食らい〟をしながら生きている動物のような気がする。このような、恒温動物の基本的な体温調節のしくみは、のちに述べるさまざまなメリットがある一方で、生存の大きなリスクにもなっている。

図2-3は、北半球に住む恒温動物の1年

を通してのエネルギー必要量（代謝量）の推移と、フィールドで得られる食物量の関係を示している。環境温度が低ければ、コアから環境に出ていく熱が増えるので、コア温を維持するためには、エネルギー摂取量を増加させなければならない。一方、環境温度が低いと、食物としての植物や動物の量は減少する。環境温度が高くなれば、コア温を維持するためのエネルギーは少なくてすみ、フィールドの食物量も増える。このため、エネルギーを蓄積することで冬に備える。このエネルギーの蓄積はおもに皮下脂肪となるのであるが、前に述べたように皮下脂肪は断熱材としての働きもある。体温を高く維持することは、食物の少ない冬には生命にとってリスクになるのである。このリスクを回避する手っ取り早い手段は代謝を低くすること、もっと手っ取り早い手段は体温を環境温度近くまで低く保つことである。体温を環境温度まで落として究極のエネルギー節約を行う冬眠は、小動物の一部でのみ可能である。一時論争にはなったが、現在はクマの冬場の活動の低下も冬眠の一つのかたちとして考えられている。しかしその体温は、通常より4～6℃低下する程度である。クマや人などの大きな動物では、環境温度近くまで体温を落とし、適切なタイミングで通常の体温まで上昇させる自発的な冬眠は不可能である。また、復温までのエネルギーコストが高すぎて冬眠の意味がなくなってしまう。

体温の維持はエネルギーの無駄遣い。

生存のための体温

多くのエネルギーを消費しながら体温を高く保つことのメリットはどこにあるのだろうか。体温の低い変温動物のほうが、必要なエネルギー量も少なく、断然有利な気もする。カラダの温度を高く保つ必要性の一つは酵素の活性と関係がある。人のカラダには多くのタンパクが存在する。多くの人がイメージするタンパクといえば筋肉であろうか。最近では、マッチョなカラダをめざして、溶かしたプロテイン粉末を入れたシェイカーボトル片手に、スポーツジムでウエイトトレーニングに励んでいる人を老若男女問わず多く見かける。もちろん、彼らは、このシェイカーボトルのタンパクが彼らの筋肉にそのまま変化していくと信じているに違いない。

筋肉などの組織や臓器の形をつくるタンパクは「構造タンパク」と呼ばれる。生体のタンパクには、水に溶けている可溶性タンパクもある。代表的な可溶性タンパクには酵素がある。酵素は生体にある触媒である。酵素は多種であり、構造タンパクに比べて非常に多く、かつどちらが大事かといわれれば酵素に軍配があがる。触媒とは、物質の合成や分解を促進するもので、これらの反応の前後で触媒そのものは何ら変化しない。工学の領域でも触媒は重要で、たとえば白金（Pt）は重要な触媒の一つであり、車の有害排気ガスである窒素酸化物（NO_x）を無害な窒素に変える。Ptなどは、その温度が高くなるほど触媒としての作用は強くなる。一方、生体の触媒である酵素には、至適温度が存在する。至適温度とは、酵素の活性（触媒作用）が最大になる温度である。酵素により至適温度には幅があり、至適とはいうものの、温度による影響が小さいものもある。しかし、一般に至適温度は、われわれの体温より少し高いあたりで働き（活性）が最大となる。また、触媒と違い、温度が42℃を超えてくるとタンパクの変性に伴い、酵素としての作用は減弱してしまうことが多い。このため体温は密接に、酵素活動、そして生命活動に影響を及ぼす。この酵素の至適温度は、生化学的な影響にとどまらず、神経の伝達速度、筋肉の収縮に強い影響を及ぼす。

わたしがいる生理学の世界では、Q10効果という言葉がよく使われる。温度が10℃変わると、生理機能がどれだけ変化するかという計算上の指標である。実際は、人の体温が10℃下がると低体温症を超えて死んでしまうし、10℃上がれば、タンパクはほとんどすべて変性してしまい死んでしまう。Q10効果で一般的に評価される生理学的機能は2〜3倍の範囲で変化するといわれている。神経の情報伝達速度は、計算上10℃温度が上昇すれば2〜3倍に、10℃下降すれば2分の1〜3分の1になってしまうことを示している。多くの大型生物において、酵素はその種類によって温度に対する特性がそれほど変わるものではない。すなわち、変温動物である爬虫類や両生類でも、ある程度体温が高くないとアクティブな生命活動を行うことはできない。

> 高い体温の維持は、タンパクの一つである酵素の活動の維持、すなわちアクティブな生命活動に重要である。

なぜ恒温動物の体温は高いのか

なぜ人の体温は、これほど高いのであろうか。体温が高いことの利点はなんとなくわかるが、いかにこのしくみを獲得したかは、よくわからない部分が多い。この答えを出すためにいくつかの仮説、もしくはヒントが提示されている。現在に至るまで信じられている説は、ベネットとルーベンが発表した論文に基づいている。[7] 哺乳類や鳥類が、ほかの動物と決定的に違うことは、その体温ではなく代謝能力である。恒温動物と変温動物という温度を指標とした名前での分類は実は間違っているのである。さらにこの代謝能力を決定づけるのは、好気的な酸化能である。すなわち、単位時間あたりに、どれだけ酸素を取り込んで、細胞レベルで物質を酸化して、水と二酸化炭素に分解し、エネルギーを取り出せるかということである。実際、種による違いはあるが、恒温動物では最大運動能の平均は54 mW／g 体重、変温動物では9 mW／g 体重というデータが示されている。ここで示された値は、カラダに蓄えられた糖や脂肪などを

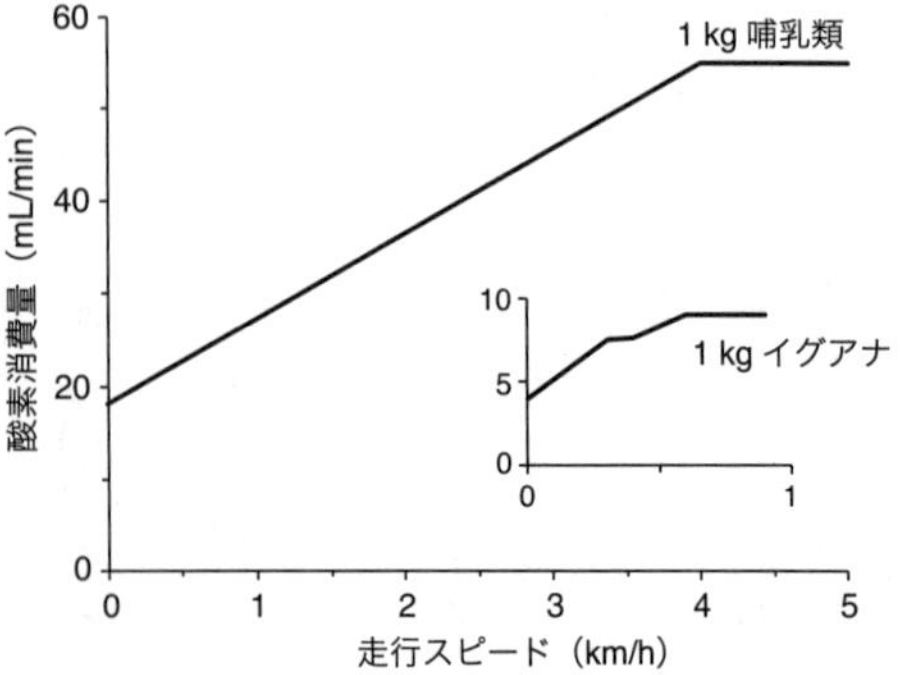

図２－４　哺乳類とイグアナの走行スピードと代謝の関係
Bennett et al (1979)[7]を改変。

もとに、おもに好気的な酸化によって得られたエネルギーを示している。つまり、恒温動物は変温動物に比較して６倍もの最大の酸素摂取、利用能力があるということである。

好気的酸化能がどのように動物の運動能力に反映するかという実験が行われている（図２－４）。図は縦軸に動物の１分間あたりの酸素消費量、横軸に移動のスピードを示している。実験では、同じ体重１kgのイグアナとある哺乳類とで比較をしている。まず特記すべきことは、走行スピードが時速０km、すなわち安静時における単位時間の酸素消費量（基礎代謝）の大きな違いである。次に走行スピードと酸素消費量の関係である。体重１kgのイグアナの最大の走行スピードは時速１kmである。ただし、時速０・５km程度から好気的酸化能の限界に達し、酸素を用いないエネルギー利用が動員される。これは、比例関係にあった走行スピードと酸素消費量の関係が突然かわって、酸素消費量が頭打ちになることから見て取れる。

前者の好気的酸化とは、別名、「有酸素運動」としてマラソンや自転車のトレーニングをする人には馴染み深い言葉である。好気的酸化能の限界を超えると、それ以上のエネルギーは酸素を用いない方法、すなわち嫌気性分解によって取り出される。人の運動では乳酸が産生され始め、同時に筋肉内の代謝産物が増え、筋肉の痛みが出始める。嫌気性分解によって取り出されるエネルギーは、好気的酸化に比べてはるかに少ないので、がんばって走り続けようと思っても、足がついてこなくなって（筋肉の収縮を継続できなくなって）バテてしまう。イグアナも同様、時速1㎞で走り続けられる時間はわずかである。一方、同じ体重の平均的な哺乳類は、イグアナに比べて走行スピードは速く、最高時速5㎞である。また酸素消費量が頭打ちになるのは約時速4㎞の走行スピードであり、その際の酸素消費量は毎分55 mL程度、イグアナの5～6倍である。この実験からいえることは、最大の酸素消費量は同じ体重でも哺乳類で高く、このことが最大の走行スピードに反映する。また、嫌気性分解に移行する走行スピードも哺乳類でははるかに高いことがわかる。すなわち、哺乳類は、より速いスピードを維持しながら走り続けることが可能である。狩猟や逃走を考えると、より優位になると考えられる。

では、なぜこのような好気的な酸化能力が、恒温動物と変温動物という体温調節の違う動物に分かれる結果となったのであろうか。一番大きな理由は、先に述べた基礎代謝の違いであろう。基礎代謝は、安静時に、ほとんど外向きの仕事をしていない状態の代謝量（＝好気的酸化）である。このため、その多くは最終的に体内の熱に変換される。基礎代謝が高い哺乳類と鳥類からなる恒温動物は、当然、安静時も多くの熱が生まれることになる。次に、高い代謝を維持するためのエネルギーの貯蔵の必要性である。糖はグリコーゲンとして肝臓や筋肉に蓄えられ、脂質はおもに白色脂肪として内臓周囲や皮下に蓄積される。これらは体重あたりの内臓重量の増加、筋肉や脂肪量の増加をきたし、より産熱を増やし、かつ熱を体外に逃さないしくみを形成することになる。この結果、コア温は上昇し、コア温が高くなることによって有利に働く生化学的反応（酵素など）や生理学的反応（神経伝達や筋収縮）は生存にとって好ましい条件を整えるのに役だったと考えられる。

恒温動物の体温の高さは、酸素摂取能力の高さと、代謝に見合うエネルギーの体内への蓄積に基づいていると予想される。

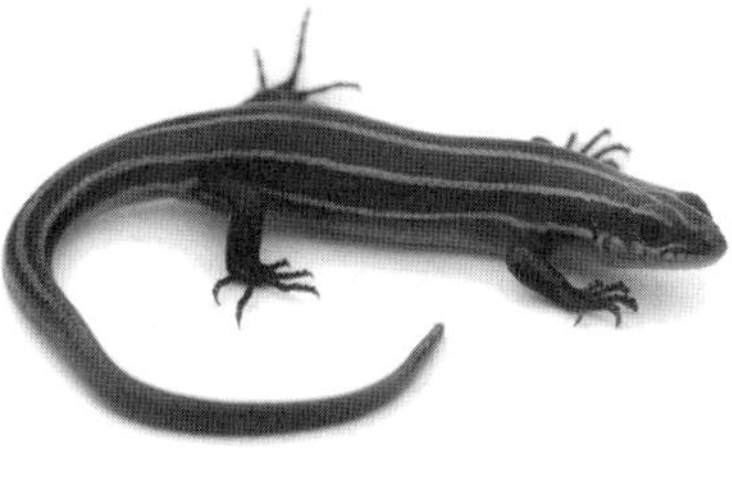

図２-５　伊豆諸島に生息するオカダトカゲ
写真：アイブリンク／PIXTA

高体温の特権は恒温動物だけなのか

恒温動物、変温動物にかかわらず、ある一定以上の体温の維持は生命活動に必要である。変温動物の多くは体温調節のためのシステムが十分でないため、自分の環境を整えることができなくなると低体温に陥ってしまう。先に述べたように、恒温動物は、基本的に高い体温を維持しており、その原因は高い代謝能力に基づいている。変温動物でも環境の選択、たとえば営巣、土の中で冬を過ごしたり、甲羅干しをしたりして体温を高く保とうと努力している。体温が高いことはそれほどのメリットがあるのだろうか。

これに関して、面白い研究がある。伊豆七島には、オカダトカゲというトカゲがいる（図２-５）。オカダトカゲにとってもっとも厄介な天敵は本土にもいるシマヘビである。

しかし、シマヘビは三宅島には不在で、神津島と御蔵島には生息する。体温を測ってみると、三宅島のオカダトカゲの平均活動体温32℃に対して、神津島と御蔵島のものは36℃であった。オカダトカゲは変温動物で、もちろん基礎代謝は高くないので、外界からのエネルギーを吸収するしかない。一番手っ取り早いのは、日向に出て太陽光を浴びる、もしくは温められた地面の熱を利用することである。ではどうなるか？オープンフィールドに身をさらすことは天敵に捕食される機会が増してしまう。鳥などに狙われることになる。それでも体温を高く維持するのは、生息地域の天敵の有無から考えると、天敵からの逃避能力を上げるメリットが大きいのだと予想される。

高体温の維持は、代謝の高い恒温動物だけの特権であること、また高体温は代謝の副産物であると理解されてきた。変温動物は、よりよい環境を選択して、カラダを温める以外方法はないと考えられてきた。ところがこの考えを見直さないといけないかもしれない研究がある。(8) カラダの中心部が温かいクロマグロと、同じくカラダの中心部が温かいホオジロザメの海洋での行動を調査したものである。これらの魚類も、ほかの魚類に比べて代謝がやや高いが、ほかにも面白い違いがある。この二つの魚類は冷たい海に生息するにもかかわらず、カラダの中心いわゆる〝中落ち〟の部分の温度を31℃と高く保つことを可能にしている。この〝高体温〟魚類の特徴的なしくみは、「対交流機構」と呼ばれる特異な血管の走行に基づいている(9)（図2-6）。動脈は毛細

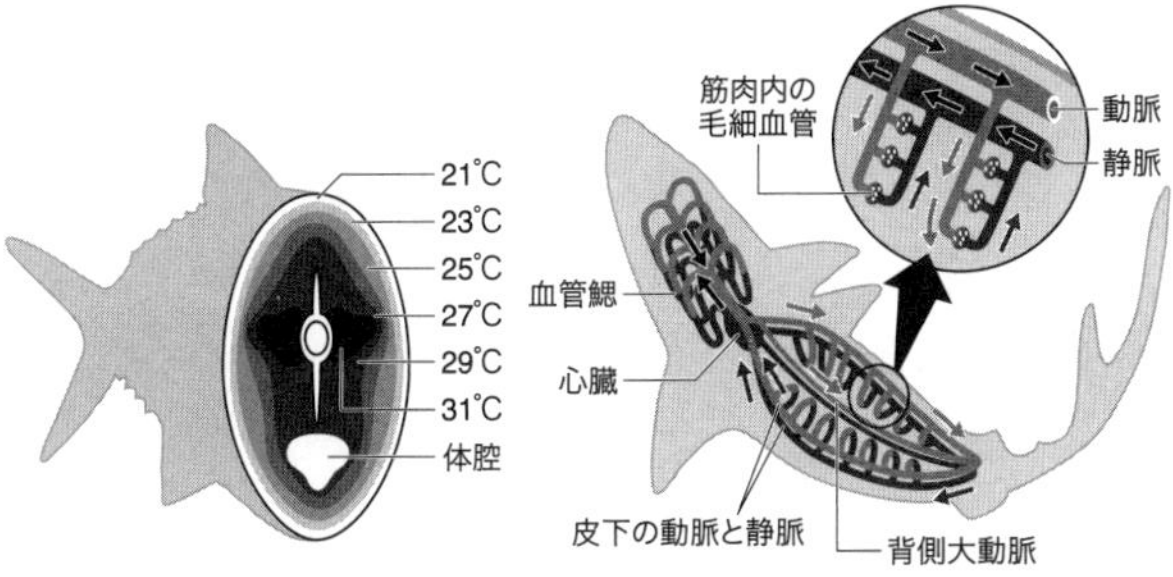

図2-6　中心温度の高いクロマグロ(左)とホオジロザメ(右)の対交流機構
Runcie et al (2009)[9]を参考に作成。

血管へ血液を送り、静脈へと還流することは常識であろう。高体温魚類も低体温魚類も、このしくみはなんら変わらない。ただし、カラダの中心、体幹部を走行する動脈と静脈が並走しているという解剖学的な違いが、二つの魚類の生理学的違いを生み出している。体幹部の動脈は、魚の泳ぎに必要な脊椎周囲の筋肉への酸素供給を行い、筋肉で生じた二酸化炭素は静脈へ流れる。同時に筋肉の収縮で生じた熱も静脈へ流れ込む。静脈血液は心臓へ戻っていくが、同時に並走する動脈に熱を伝える。動脈血液は、心臓を出たときより温かくなり、筋肉へ分布する。筋肉の収縮は血液をさらに温め静脈へ流れ込む。この繰り返しで、恒温動物ほど高い代謝を維持しなくても高いコア温の維持を可能にしている。ただし、これには条件があって、本当に〝マグロのように〟動き続けることが必要である。

では、この高体温魚類の体温以外の生理学的特徴は何なのであろうか？　これがさらに面白い点である。体重100kgの平均的な低体温魚類の泳動スピードは時速1・8kmである。一方、高体温魚類では時速6・0kmとなる。この泳動スピードは小さなクジラなどの海洋哺乳類とほぼ同じである。また、時速1・0kmの泳動スピードあたりに必要なエネルギーは高体温魚類と低体温魚類でほぼ同一である。すなわち、このような高いコア温の維持によって、代謝量の増加、泳動スピードを獲得することを可能にしたと考えられる。さらに、高体温魚類は海洋哺乳類にひけを取らない行動範囲で海を回遊している。スピードと持久性を併せ持っているのである。

話を戻して、恒温動物の高体温は高い代謝活動の単なる副産物なのであろうか？ベネットとルーベンの有名な説を否定する勇気はないが、高体温の維持というのは、過去の学説に縛られて思い込んでいる以上に重要な意味があるのは間違いないとわたしは思って（信じて）いる。

変温動物でも、高体温の維持機構を持つものがいる。かれらは速さと持久性を獲得することに成功している。おそらく人においても、高体温維持は代謝の副産物でなく、生存のための大きな目的である。

第3章
カラダを冷やす道具たち

体温調節の基本的な概念

すべての生物にとって温度はとても重要である。細菌でも生存のために温度は重要であるが、細菌の体温≈環境温度である。ここで〝≈(nearly equal)〟と表記したのは、最近の研究で小さな細胞内にも温度の分布があり、意味を持つことがわかってきたからである。しかし、単細胞生物や少ない細胞数からなる生物にとって適切な環境の選択は非常に重要になるのは確かである。ところが、生物が多細胞化、巨大化してくると生体の内外での温度較差が生まれることになる。すなわち、環境の影響を受けるシエル(被殻部)と自らの代謝の影響を受けるコア(中心部)に分かれるのである。また、細胞の分化が進み、人のように脳や内臓など温度と機能が結びつくような場所ができてくると、コアの温度をコントロールするしくみが必要となる。このしくみが体温調節の根幹となるシステムである。

コア温度を維持することが体温調節の大きな目標である。

セットポイント（設定）体温

体温調節を理解するにあたって、もっともよく使われる言葉は「セットポイント体温（設定温度）」である。これは、われわれが使う家庭のエアコンと同じ調節の概念である。エアコンは、セットポイント室温を決める手元のコントローラー（リモコン）、室温測定のためのセンサーと、熱の交換機（機能的にはクーラーとヒーター）からなっている。最近のものは、人の皮膚表面に狙いを定めて温度測定して調節を行うなど細かい工夫がなされているが、基本的なシステムは、前の三要因からできていることには変わりない。

体温調節の基本的概念は、カラダが決めたセットポイント体温に従い、この温度と実際の体温のズレを感知しながら、カラダにあるヒーターやクーラー機能を動かしていくというものである。エアコンを最大限に使用しなくても、健康であれば自分のカラダでなんとか調節できる。これとは別に、カラダのヒーターやクーラーを動かさずに、適切な環境を探したり、つくったりすることで体温調節を行う方法もある。カラダの設定温度はどう決まるのか、カラダの温度のセンサーはどこにあって、どのように働くのか、カラダのヒーターやクーラーはどのようなしくみで働くのか。これらの疑問に答えながら体温の研究は進歩してきた。その後の研究で、実は空調のような単一のセットポイント体温は存在しないと結論づけられてはいる。しかし、このセットポイント体温は体温調節を理解していくうえでとても便利な概念といえるので、この概念を用いて体温調節のしくみを考えていきたい。

体温調節によって行われる目標のコア温度をセットポイント体温という。

体温調節は借り物レース

多くの人のコア温度は37℃前後である。これよりコア温度が上がってしまうとカラダのクーラーが作動する。体温調節のために熱を逃がしたり、産生したりする実際の器官や組織を、「体温調節の効果器（エフェクター）」と呼ぶ。さまざまなカラダの機能の調節においてエフェクターが存在する。たとえば循環であれば心臓と血管、呼吸であれば呼吸運動に関わる横隔膜や空気の通り道である気管や気管支、それに実際の酸素や二酸化炭素のやりとりに関わる肺胞などがある。このため、人の臓器、器官、組織は、循環系あるいは器官、呼吸系あるいは器官、○○系あるいは△△器官と分類される場合が多い。ところが、体温調節に関しては、体温調節系あるいは器官とは何なのか、実は私もはっきり答えることができない。この理由は、ほかの調節系と異なり、体温の調節は実に多くのカラダのパーツが関わっているからである。それも、部分的にちょっとずつ（体温調節の専門器官や組織がないという意味である）。また、それらのパーツによって、どの程度体温調節がなされているのかよくわからない状況も多い。パーツたちは、ある時点では体温を調節するよう働いているが、逆に体温の調節を放棄してほかの調節に加担し始めて、むしろ乱すことさえある困りものである。

体温調節といえば、汗、あるいは汗腺と思う人は多いと思うが、そもそも汗腺は皮膚の保湿、防御、あるいは手掌の滑り止めぐらいのものであったと考えられている。なので、汗腺ですら、どこまで体温調節器官といっていいのかわからない。

体温調節は、カラダの多くのパーツが関わっており、ほかの調節系とは異なっている。また、体温調節の専門器官はない。

カラダのクーラー〜皮膚血管〜

人において、夜も昼も生きている間、ずっと動いている健気《けなげ》な体温調節のエフェクターは皮膚血管である。最近は男性用にも、ツヤツヤなお肌をめざして、皮膚の血流亢進《こうしん》や細胞のダメージを予防することを売りにした化粧品が売れているそうである。しかし、人の皮膚の血流は、その代謝や形態の維持以外の大きな目的を持っている。

ほかの組織にある血管と比較して皮膚の毛細血管の絶対数は非常に多く、流れる血液は時々刻々、状況に応じて増減している。血液は毛細血管に至る前に、細動脈という血管を通る。細動脈は、平滑筋（われわれの意思で収縮弛緩が可能な骨格筋と異なり、意識外で調整がなされている筋肉）によりその径がコントロールされている。この平滑筋は血管の真ん中の層、いわゆる中膜という部分に存在している（図3－1）。血管径が2倍になると、血管の抵抗は、その4乗小さくなる、すなわち16倍小さくなることが知られている（ポアズイユの法則）。16倍血が流れやすくなるのである。カラダのコアとシェルの間には、自身が熱を生み出す筋肉と脂肪という強力な断熱材があるので、体温が上がっても、そのままでは簡単に熱を逃がすことはできない。体を短時間で効率よく冷やすにはコアの温まった血液を体表に短時間で再分布させる必要がある。つまり、コアとシェルの熱の壁である筋肉と脂肪に熱の通り道、バイパスを形成させるのである。

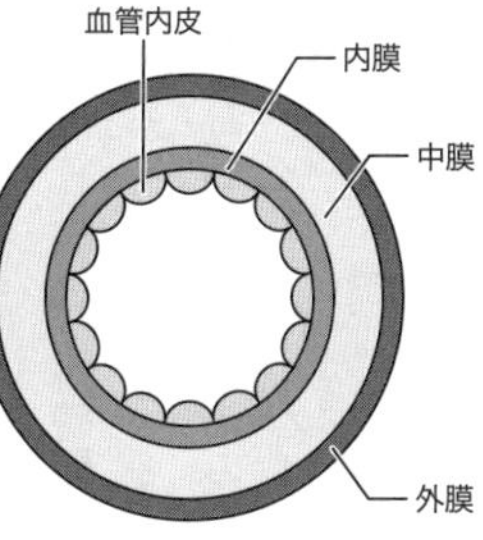

図3－1　動脈の構造

　理論的には、皮膚の血管が最大に拡張すると36Lの血液を皮膚に貯留させることが可能である。平均的な成人男性で、血液量は体重の8％で5L程度であるので、これだけの血液が同時に皮膚に分布することはあり得ないが、皮膚血管は非常に大きな拡張能を持つことを示している。安静時においても、皮膚の血管径は、短時間に細かく拡張と収縮を繰り返し、コアからシェルへの熱の分布を細かく調節している。

細動脈は、皮膚のみならずほかの組織や臓器にも存在し、おのおのへの血流調節を行っている。たとえば運動時には、筋肉への血液分布を増加させ、内臓への血液分布を減少させる。一方、脳への血液分布は一定になるよう調節される。これらの血液分布の調節は、細動脈の血管径を変化させ、その抵抗を変えることで行われている。このため細動脈は、「抵抗血管」とも呼ばれる。

人の皮膚血流調節は、ほかの動物には見られない大きな特徴がある。一つは、先に述べたような全身に及ぶ大きな皮膚血管容量である。ついで、積極的な血管拡張のしくみである。血管径は通常、交感神経による中膜の平滑筋の緊張調節によって行われている。交感神経が活動すると平滑筋は収縮し、血管抵抗が上昇する。逆に、交感神経の活動が低下すると、平滑筋は弛緩し、血管抵抗は減少する。全身の多くの〝普通の〟細動脈に対して、交感神経は収縮神経として働く。しかし、皮膚血管に関しては、血管拡張神経として働く別の交感神経の役割が知られている。コア温の上昇は、まず収縮神経としての交感神経の活動を低下させる。さらに、コア温の上昇が続くと拡張神経としての交感神経の活動が増加する。このような、血管拡張神経を介した皮膚血

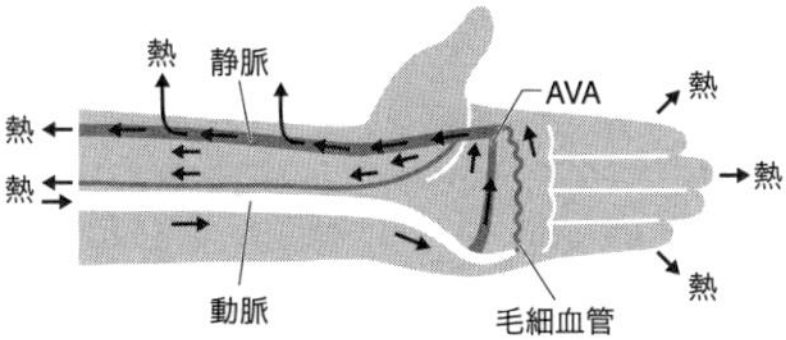

図３-２　動静脈吻合（AVA）の模式図

流の増加は、四肢の有毛部で顕著に見られる。運動をすると暑くて顔が赤くなったり、手足が温かくなる現象の一部は、この皮膚血管の拡張に基づく。

コアとシェルの間の熱のバイパスを調節するもっとも重要なものは、「動静脈吻合《ふんごう》（arterio-venous anastomosis）」と呼ばれるものである。頭文字を略してＡＶＡ（エーブイエーもしくはアヴァ）と呼ばれている。動脈と静脈の間を連結する組織は、先に述べたように毛細血管であり、血管径は5～10㎛ほどである。しかし、ＡＶＡは、毛細血管と同様に動脈と静脈の間をつなぐものであるが、その径は25～１００㎛にも及ぶ。また、毛細血管自体は、その径を自ら変えるしくみがないのに対して、ＡＶＡは体温の変化にしたがって大きく径が変化する。ＡＶＡは、四肢末端の無毛部皮膚、口唇、耳介、耳の皮膚で発達している。ＡＶＡが拡張すると、血管抵抗が大きく下がるため、血液は優先的にＡＶＡを通って静脈に還流することになる。一方、ＡＶＡが収縮すると、血液は選択的に毛細血管を流れる。

図３－２は、前腕のＡＶＡを模式的に示したものである。通

常、毛細血管を通過した手掌の血液は、前腕の中心部を通る静脈を通って心臓へと還流する。この血液の流れは、先に述べた魚の対交流機構と似ている。前腕の中心部では動脈と静脈が並走しており、手掌から還流した血液は動脈で温められて、心臓へ戻る血液が冷たくなるのを防いでいる。一方、AVAが拡張した状態では、血液は前腕の中心の静脈だけでなく、表在皮膚にオーバーフローしてくる。このことは、血液の表在皮膚へバイパスするのみならず、心臓へ還流する血液が動脈によって過度に温められることを防ぐことになる。このような素晴らしい皮膚血管調節のしくみは、実験室でしか調べられないわけではない。寒いところにずっといるとカラダは冷えて、手先はとても冷たくなる。表在の静脈も見えなくなる。ところが暑いところに長くいたり、軽いジョギングを続けてカラダが温まってくると手背や前腕の静脈が浮き出してくるのを容易に観察することができる。これらの反応はまさに、AVAの体温に対する応答である。ちなみにAVAは収縮性の交感神経によってコントロールされており、血管拡張神経は関係しない。

AVAはどれほど、コア（体中心）からシェル（被殻）への熱の再分布に寄与しているのであろうか。最大に拡張した際のAVAの血管径は100㎛で、毛細血管の10倍にもなる。ポアズイユの法則から血管抵抗は1万分の1に低下する。単純に計算すると毛細血管の1万倍血液が流れることになる。強い暑熱環境でAVAが豊富にある指先の血流を測定した実験では、100gの組織重量あたりに換算すると毎分100mL程度にもなるが、AVAの乏しいほかの皮膚では、その10分の1に満たなかったと報告されている。暑熱環境では、手への血流量は増加するが（暖かければ手がポカポカなので感覚のみでも実証できる）、AVAを流れる血液は、その80％を占めるという報告がある。

余談ではあるが、皮膚血管は、必ずしも皮膚への酸素や栄養補給、そして、熱のバイパスのためのみに使われているわけではない。緊張をすると、手がとても冷たくなる。これはAVAが緊張に伴う交感神経の活動亢進のために収縮してしまったため、必要以上に皮膚表面への血液分布が抑制されるためである。このような反応は、運動の開始時などにも観察され、筋肉への急速な血液分布のための反応と考えられている。

人において皮膚血管は、コア（体中心）からシェル（被殻）に熱をバイパスするうえで重要な組織である。安静時から運動時まで皮膚血管は、その役割を果たしている。

カラダのクーラー～汗腺～

体温調節のための道具は何かと問うと、多くの人は「汗」「汗腺」という。実際、人が暑熱環境で生存するだけでなく、運動や労働などカラダで生まれる熱の処理を行うには、汗腺からの汗の分泌、すなわち「発汗」は欠かせない。ところが、多くの人が発汗に関しての誤解を持っている。生命科学を専門とする研究者でさえ、動物はすべて多少の汗をかいて体温調節を行っていると思っている人がときどきいる。失礼のないように加筆するが、夏の暑さがひどくなる昨今、汗を適切にかくのが大事だと毎日のように報道されている。クーラーが使える「ヒト」はともかく、屋外の動物たちも、ちゃんと汗をかかないと命に関わるだろうと単純に想像してしまうのは仕方がない。

汗をかき、かつ多少なりとも体温調節に用いている動物は人以外にもブタ、ウマ、ウシ科の動物などがある。しかし人ほど有効には、体温調節に発汗を使えないというのが正しいと考えられる。ウマの場合、人と同様に運動に伴い多量の発汗を行うが、その分泌形式は異なる。精神的な緊張によっても、ウマは多くの汗をかき、運動時の体温調節にどこまで寄与しているのかは不明な部分が多い。競馬を見ていると、毛の色が変わるほどに汗をかいている。しかし、体毛が濡れても、体毛がない皮膚上での発汗に比べて、体温調節効率は落ちるというのが一般的な考えである。図3-3は、さまざまな哺乳類の周囲の環境温度と体温の関係を示したものである。同じ哺乳類でも、至適環境は異なり、平熱も異なる。しかし、いずれの動物も環境温度が体温を超え始めたあたりで、体温がうまく調節できなくなっているのがわかる。一方、ヒトで

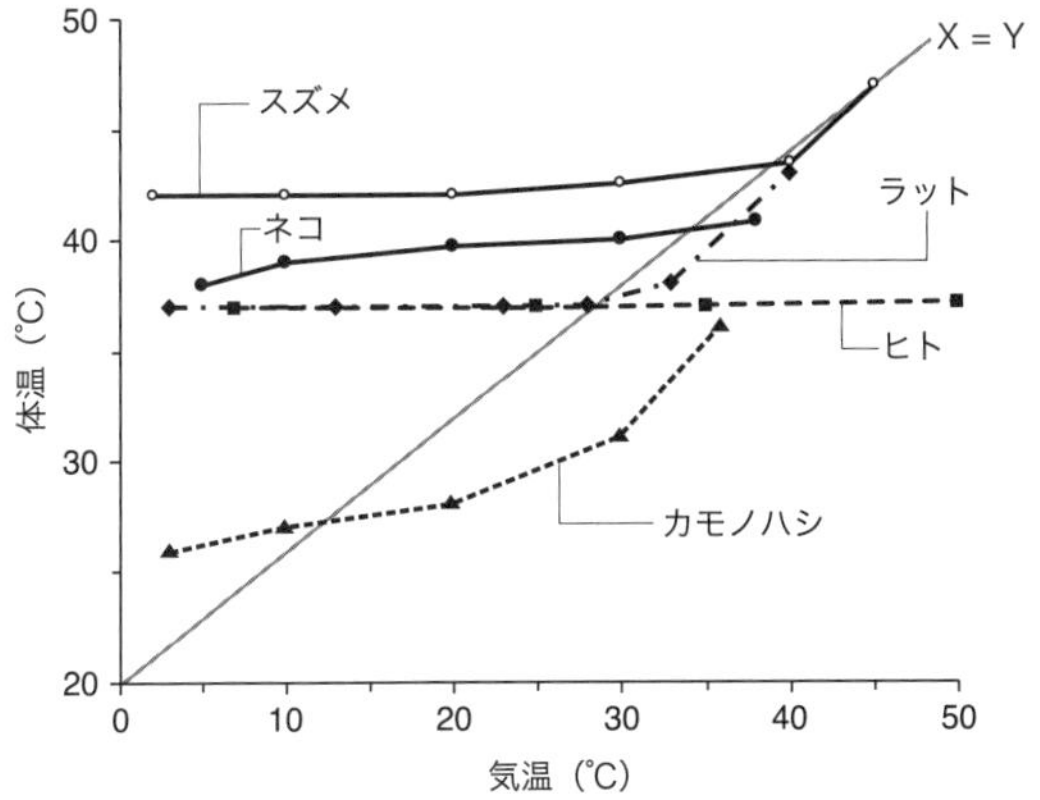

図3-3　さまざまな哺乳類で調べた、気温と体温の関係

は、そのような状況でも体温をうまく調節して平熱をほぼ保っているのがわかる。具体的にはあとで話を進めていくが、この大きな理由は、人が汗腺を持つことであり、体温を上回るような環境にあっても、体温調節を可能にするからである。

人の体表には300万~500万個の汗腺が存在する。このうち、実際に汗を分泌する汗腺を「能動汗腺」と呼んでいる。重要なことは、汗腺数は、出生前にほぼ決まっており（遺伝的要因）、能動汗腺数は、幼児期には決まってしまう（後天的要因）ということである。また、この後天的要因として、生育環境による影響が大きいと考えられている。たとえば、熱帯で幼少期に育った人は能動汗腺数が多く、寒冷地で育った人は能動汗腺数が少ないという久野《くの》寧《やす》博士の研究がある。[10] 久野博士は、日本の、いや世界の近代の体温研究におけるビッグネームであり、ノーベル賞候補でもあった。とくに発汗に関する研究は特筆すべきものがあり、能動汗腺数のデータは、日本が帝国主義を取っていた時代に、熱帯地方や寒冷地に渡った本土の人や、そこで育った現地の人、あるいは本土から渡った人たちから生まれた子供たちを対象に行われた調査をもとに得られている。体温調節の遺伝的素因、そして後天的な素因の影響を考えるうえで非常に重要な知見であり、現代の分子生物学の手法を用いた新たな切り口で同様の研究を行えば、これからの時代に生きていく人たちに役に立つ重要な結果が得られるに違いないと思う。じゃあお前やれといわれそうだが、一点困ったことがあり躊躇《ちゅうちょ》している。それはエアコンである。日本も、どの国々でもエアコンがかなり普及している。東南アジアの都市部の屋内は、寒いぐらいである。北半球を例にとると、南に行けば暑い場所で、北に行けば寒い場所で人々が暮らし、子を育てているわけではなくなっているので、私に久野博士ほどの頭脳もないこともさることながら、フィールド探しから苦労しそうなこの研究を現代版でリメイクするのは難しそうである。

汗の話に戻ろう。汗腺には図3‐4に示したように2種類ある。一つは、人で発達しているエクリン腺とアポクリン腺、人以外の汗腺を持つ動物に見られるのはおもにアポクリン腺である。先に述べたウマでも、汗をかいているのはアポクリン腺で、もともと分泌能は少ない組織なので非常に特異的である。アポクリン腺は、毛のう（いわゆる毛穴）に開口しており、基本的に匂い（臭い？）を分泌すること、すなわち芳香腺としての機能が主たるものである。人では腋窩や外陰部に発達しており、いわゆる臭くなりやすいところに沢山ある。面白いのは乳輪にも発達していて、乳腺はアポクリン腺の変化したものと考えられている。

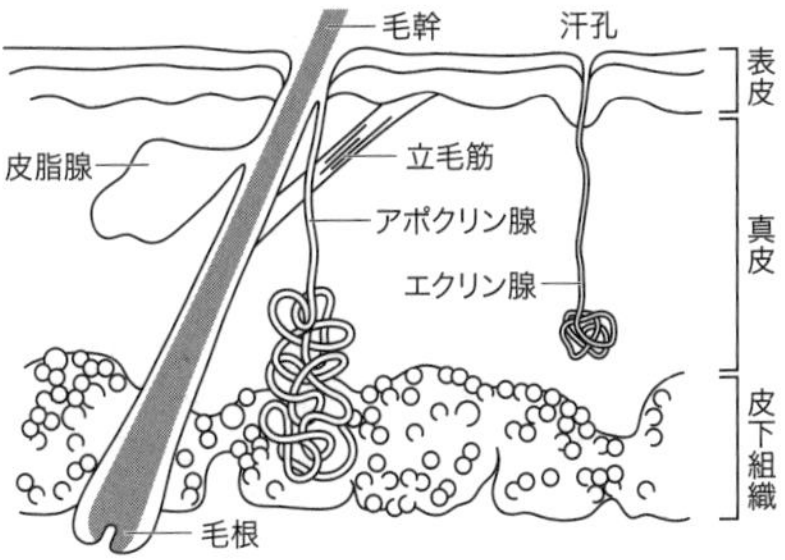

図3-4　人が持つ2つの汗腺

エクリン腺は、これに対して全身の皮膚に存在しており、体表から見える範囲では、口唇や外耳道以外にすべて存在する。エクリン腺は、もともと手掌の滑り止めとして働いていたと考えられる。実際、皮膚の単位面積あたりのエクリン腺数は、手掌や足底に多い。さらに特筆すべきことは、その開口部は手掌や足底の掌紋の隆起部に存在する（図3－5）。一方、同じ手でも有毛部（手掌の反対側）や腕や足、体幹においては掌紋の隆起部の溝にある。これは手掌の汗は滑り止めに、ほかの部位は溝に広がって汗の粒ができないように働くのに有利だと予想される。ただし証拠はない。若い人なら目がよいので、汗腺の開口部、汗孔《かんこう》を観察

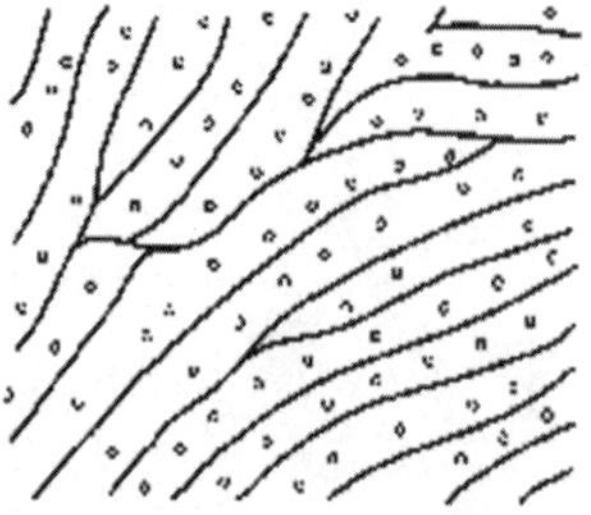

図3-5　手のひらの掌紋と汗孔（汗孔は掌紋の隆起部に開口している）

することができ、汗の分泌を見ることができる。ガラスのようにキラキラと光っては消える点として観察できる。計算問題でもしながらやると寒くてもよく見える（精神性発汗）。年長者でもスマホという便利な道具ができたので、カメラ部分にレンズのアタッチメントをつければ観察可能である。私の大学の実習でも使っている。

汗はどれぐらいかけるのだろうか。暑いところに育ち、暮らしている人、運動習慣のある人（いつも汗をかいている人）は、多くの汗を短時間にかくことができる。その量は、1時間あたり2L程度であるが、人によっては3～4Lかけるという報告もある。しかし、汗はとめどなくかけるものではない。その理由は当たり前だが、汗はカラダの水分、すなわち体液から産生されていることである。暑いときに水分補給が大事であるというのはこのためである。さらに重要なことは、汗の産生にはエネルギーが必要なことである。エネルギーがなくなれば汗腺だって疲れるのである（「汗腺疲労」という）。

汗をかくということは、実は人の体液の調節と体温の調節の間のせめぎ合いである。この問題点はのちの章で述べていく。汗は、細胞外液から産生される。細胞外液とは

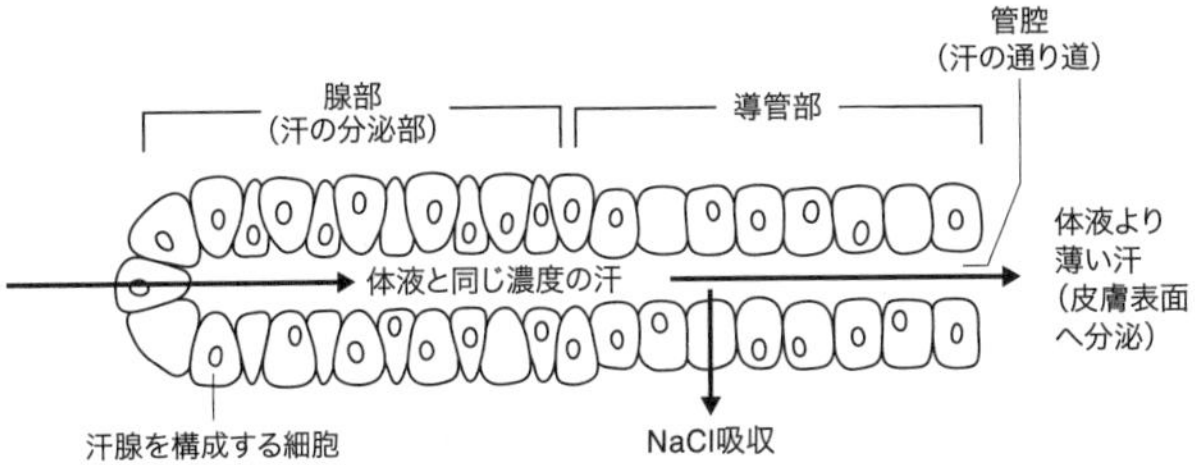

図３-６　エクリン腺の断面図

細胞の周りをとりまく体液のことで、血液やリンパ液は細胞外液の一部である。細胞外液の特徴は、ナトリウムイオン（Na^+）と塩素イオン（Cl^-）が非常に多いことである。つまり、塩水なのである。高校で生物を勉強した人は、採取した細胞や組織を保存するために、生理食塩水をつくったと思う。生理食塩水とは１Ｌの水に９ｇの塩（ＮａＣｌ）を加えてつくる０・９％食塩水である。海水の塩分濃度は場所によって異なるが３〜５％の間で、生理食塩水も舐《な》めるととても塩辛い。実際、汗も舐めると塩辛い。しかし、実際の汗の塩分濃度は、細胞外液の３分の１〜２分の１程度の濃度である。

図３-６は、エクリン腺一つの断面を模式的に示したものである。エクリン腺は、管腔の底部（腺部）では、ほぼ細胞外液に近い高いＮａＣｌ濃度であるが、開口部（導管部）にいくにしたがってＮａＣｌが再吸収されて低い濃度になる。これらの過程は、すべてエネルギーを必要とする。ＮａＣｌは陸上にいる人にとって貴重なものである。汗で

体液が減少しても、とりあえず水の補給をすれば、ある程度はリカバリーできるしくみだといえる。

暑ければ、汗をかく。汗をかくのは、皮膚血管と同様に交感神経の活動によって行われる。この反応を「温熱性発汗」と呼ぶ。ほかにも緊張などで汗をかくことがある。精神性発汗である。温熱性発汗と精神性発汗は確かに違うのだが、用いられる交感神経、発汗の場所は変わらない。緊張で確かに手に汗握るのではあるが、全身に汗はかいている。おそらく、手に感覚神経が多く分布しているので、手にかく汗は敏感に意識されるのであろう。

汗の分泌はエネルギーを用いたプロセスである。人はエクリン腺からの発汗によって体温調節を行う唯一の動物といってよいが、その能力には限界がある。

熱をためないための人のカラダのしくみ

熱を逃がすしくみとしては、皮膚血管や発汗が代表的であるが、ほかにも人のカラダには暑さを防ぐしくみがある。一番大事なことは毛がないことである。体毛は、皮膚を守るとともに、熱の皮膚表面からの拡散を防いでいる。体毛そのものの熱伝導性の低さによる断熱効果とともに、体毛の間に蓄えられている空気が重要である。空気の熱伝導率は水の20分の1しかないため、先に述べた筋肉や脂肪に比べてもとても小さい。ただし、空気は温まれば比重が低くなって上にいってしまうし、そもそも風が吹いてしまえばカラダの周りの空気はすぐどこかに移動する。体毛は、皮膚と外気の間に、動きの少ない空気の層をつくることで、強力な断熱効果を生み出す。某国製の有名ダウンジャケットは、高価なグースの羽毛が入っているが、実際にカラダを保温しているのは、自らのカラダから出た熱とどこにでもある空気である。

寒いと鳥肌が立つのは、明らかに毛を逆立てて（立毛筋《りつもうきん》の応答）断熱を高めようとするわれわれの祖先の名残である。人のカラダをすべて合目的に説明しようとする人がいるが、立毛筋は人のカラダで無駄なもののトップ5には必ず入る代物であろう。人は体毛を放棄したことで、皮膚からの熱放散を容易にしている。レーザー脱毛までして、断熱にもはや役に立っていない毛まで取ってしまう美容医療が行われる今は、よほど環境の温度上昇が進んでいることとの反映なのかもしれない。

人は、四肢が細く長いという特徴がある。動物には、極地に近く緯度が上がるにつれ、同じ動物種でも巨大化するというベルグマンの法則がある。巨大化すれば、コアとシェルとの温度較差は大きくなり、体重に対する表面積は小さくなり、物理的に環境温度の影響を受けにくくなる。また、先に述べたエネルギーの備蓄という意味でも有利になる。人は動物でも大きな部類に入るが、手足が長く明らかにほかの動物とは

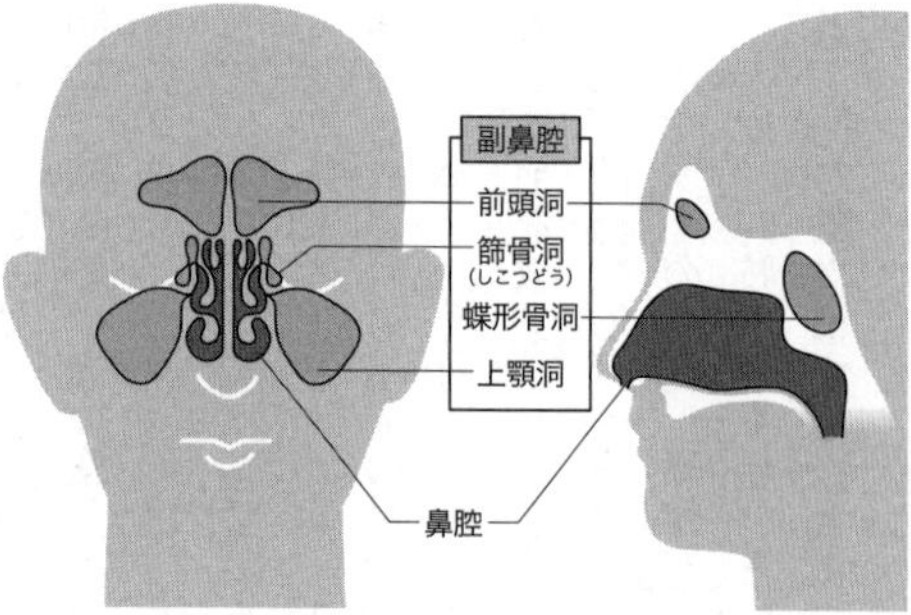

図3－7　副鼻腔

異なっている。道具を手に持って狩猟や農耕をするという利点もあるが、体重に対する表面積を増加させることを可能にしている。先に述べた、皮膚血管の特徴からも熱を逃がす点において、手足の長さは有利に働く。

外気を吸い込んで、空気を体温近くまで温めて加湿する呼吸は、熱の放散に寄与している。人の副鼻《ふくび》腔《くう》（図3－7）は、冷たい吸気を温めるのに重要であるが、一方でとくに脳周囲の血液を冷却する意義があるとも考えられている。頭蓋内と頭皮の間に血管の交通があり、脳が高温になった際には、選択的に脳を冷却する機構が存在すると主張している研究者もいる。しかし、これらのしくみがどれほど体温調節に寄与しているかは不明な点が多い。

最後に、人に限らず、もっとも重要なカラダを冷やすしくみは行動である。行動は人に限らず、すべての生物が行っている体温調節の方法である。人の場合、暑くなると服を脱ぎ、水浴びをし、うちわであおいでカラダを冷やす、涼しいところへ移動することが含まれる。動物も、日陰に逃げたり、昼寝を決め込んで、極力、代謝で生まれる熱を減らそうとする。気温のみが因子とはならないが、植物の落葉や種子からの発芽も一種の〝体温〟のための行動であるといえる。これらの体温調節を総称して「行動性体温調節」と呼ぶ。人と、それ以外の動物の行動性体温調節の大きな違いは、人のみが、そのしくみの一つとして空調を用いることである。空調は自ら移動することなく居住環境を変化させること、体温調節のために自らのエネルギーを用いないこと、使用するエネルギーが膨大であることにある。このエネルギー問題は、自らの環境の劣化につながる悪循環をきたすという大きな問題をはらんでいる。

人は暑さに対応するため手足が長い解剖学的特徴を持っている。しかし、近代化に伴い、人は空調という体温調節のしくみを獲得してしまった。

第4章

温度を感じるしくみ

前章で述べたとおり、体温調節の概念は、カラダが決めたセットポイント（設定体温に従い、設定温度と実際の体温のズレを感知しながら、カラダにあるヒーターやクーラーを動かしていくというものである。では、温度を感じるしくみとはどのようなものであろうか。暑いときには暑いと感じるが、暑いとはどうことなのだろうか。暑いと感じるのは、意識に上るものであるが、体温調節は、自発的な運動と同様に意識下で行われるものなのだろうか。

温度感覚は大きく二つに分けられる。一つは客観的な温度感覚で、具体的には、指先で温かいものや冷たいものを触って、温度が高いか低いかを判断するものである。実験的に被験者に低い温度から高い温度の物体を触ってもらって、同時にその温度を数字で提示する。その後、同じ物体を触ってもらったのちに、その物体の温度を問うて答えてもらう。若干のブレはあるものの、被験者は物体の温度を答えることが可能である。複数の被験者に同じ実験をやっても、再現性よく（同じ）結果が得られる。このような客観的な温度感覚を「狭義の温度感覚」と呼ぶ。言葉では、〝これは熱い〟や〝これは冷たい〟と表現される温度感覚である。これに対して、その物体の温度が好ましいものか、そうでないかを示す「主観的な温度感覚」がある。正確には温度感覚に対する情動といえるが、一つの温度感覚として位置づけられる場合が多い。主観的な温度感覚は人によって感じ方が大きく異なる。たとえば、空調で同じ温度にコントロールされた室内でも、温度の感じ方は異なることで経験する。言葉では、〝ここは暑い（暑くて不快）〟や〝ここは寒い（寒くて不快）〟、もしくは〝暖かい（暖かくて快）〟や〝涼しい（涼しくて快）〟と表現される。

この二つの温度感覚の違いは、われわれの経験から容易に理解されていたが、実験的には証明されていなかった。しかし、1970年代に行われたエレガントな研究によって、二つの温度感覚は独立したものであることが証明されている[11]。図4-1は、研究で用いられた実験のシステムを示している。バスタブにお湯や冷水を入れ被験者を一定時間入浴させる。これにより、被験者のコア温を高体温にしたり、低体温にしたり、平温に保つ。被験者には、バスタブから左腕だけを出してもらい、左の前腕のみ違う温度の水につけてもらう。被験者は、このときの水の温度と、その際の客観的な温度感覚を示してもらう。手の客観的温度感覚は、コア温が高体温、低体温にかか

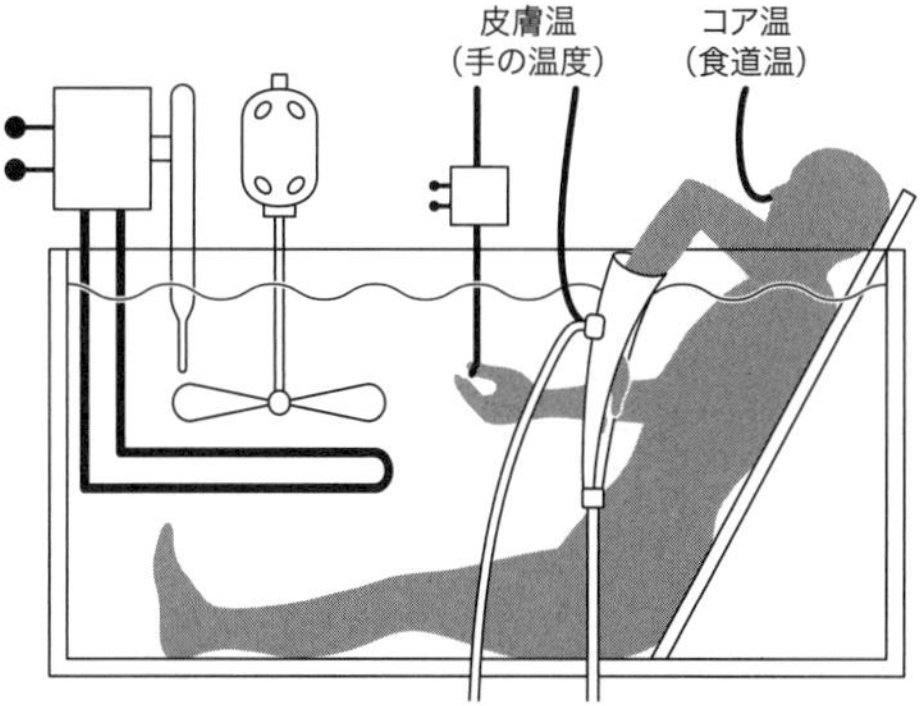

図4-1　温度感覚のしくみ解明のための実験装置
Mower（1976）[11]を参考に作成。

わらず一定に変化するが、主観的な温度感覚は、コア温が高体温、低体温であるかで大きく変わる。たとえばコア温が高体温のときは、冷たい水は心地よく感じるのに対して、コア温が低体温のときは不快に感じる。これは激しい運動をしたあとにも感じることで、冷えた部屋に入ると気持ちいいし、冷たいタオルが心地よい。しかし、寒い場所に長くいたあとに、さらに冷えた部屋や冷たいタオルが気持ちいい人はいないだろう。では二つの感覚はどのようなしくみでつくられるのだろうか。

皮膚の温度受容メカニズム

皮膚表面での温度知覚は古くから研究されており、1800年の終わり頃から論文が見られる。その時代の研究は、意識に上る温度感覚のみが対象になっており、温度感覚の研究対象としては一部にとどまっている。なぜなら温度感覚には、意識に上ってこないものもあり、体温調節に使われているからである。

当時の代表的な研究法としては、針状の細い棒を温めたり、冷やしたりして皮膚表面に軽く接触させ、その温度を感じるか感じないか、あるいは、どの程度の温度で意識に上るかを調べる非常に地道なものであった。体表で冷たさを感じる場所を冷点、温かさを感じる場所を温点と名づけ、それらの分布が調べられている。冷点は顔や首、胸や腹に多く10～20個／㎠ほどであるのに対して、温点は1～2個／㎠にとどまる。この結果から、人は冷たいものには敏感で、温かいものには鈍感であるといえそうな気もするが、そうともいえない場合もある。実際、広い面積で皮膚を刺激した場合、差はあまり認められない。

皮膚は、温度のみならず、触覚や圧覚などの受容部位でもある。触覚や圧覚については、感覚神経につながる受容器（センサーである）を持ち、研究もより早い段階から進んでいる。図4－2は、触覚に関わるマイスネル小体、パチニ小体を示している。毛根も風が吹いたり、何かが軽く触れたりする際の大事な受容器である（前項でヒトのカラダの毛が無意味だと言ったことは一部誤りです）。これらの構造物は、皮下組織に存在する。一方、皮膚の温度受容に関しては、明らかな構造物は同定されず、謎の多い研究対象であった。図の右にある自由神経終末と呼ばれる（皮膚側の神経の端

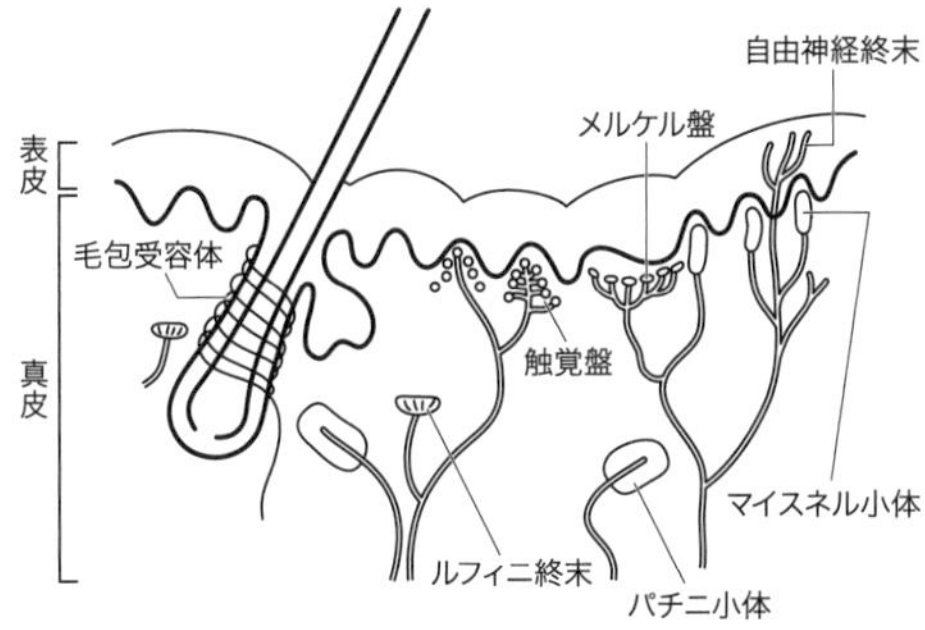

図4-2　皮膚に存在する感覚受容器

に何も接続するものがないからそう呼ばれた）部分が温度感覚に関わっていると推測されていた。皮膚からの温度情報は、感覚神経から脳に至る。神経の分類として、神経の太さと伝達のスピードで分類する方法がある。温度情報は、感覚神経のうち比較的伝達スピードが速く、神経の径も大きいAδ《デルタ》繊維と、スピードが遅くて径が小さいC繊維によって伝えられる。

　温度感覚に関わる神経が、大まかではあるが同定されたことによって、研究は大きな進歩をとげた。神経の情報伝達機構は、基本的にはコンピュータの情報伝達に似ている。いわゆる、プラスかマイナスかという2進法で伝えられており、「all-or-nothing law（全か無かの法則）」と呼ばれている。このため、神経の近傍に金属の電極を刺し（細いのだけど、やはり痛い）、皮膚に温度刺激を与えて、神経の電気的な活動（インパルスもしくはスパイクと呼ばれ

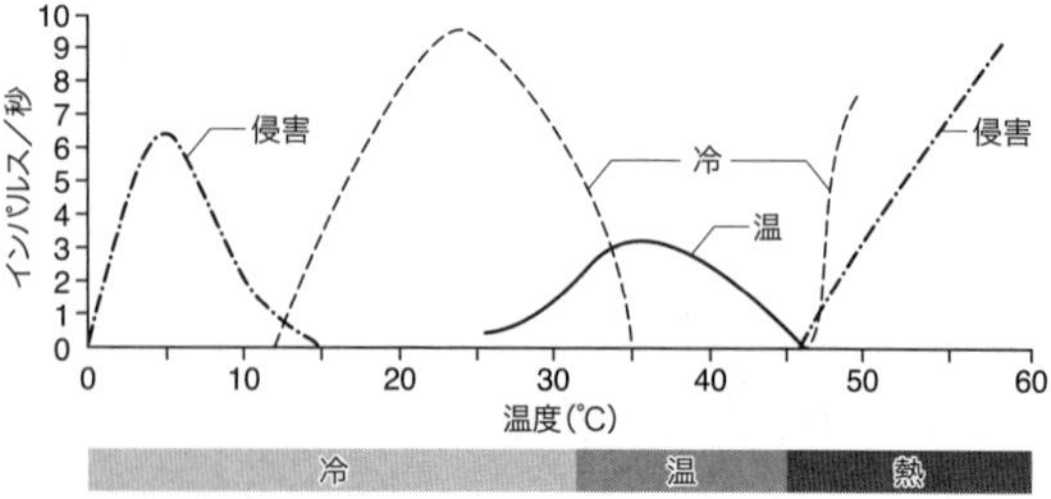

図４－３　さまざまな温度刺激に対する神経活動（インパルス）の分布
Zotterman（1953）を改変。

る）を記録すれば、温度刺激に対する応答を知ることができる。図４－３に、その実験の結果を模式的に示している。ここで興味深いのは刺激温度域によってインパルスの数が異なっていることである。すなわち、皮膚にある温度感覚に関わる神経は、すべての温度に対してさまざまに反応するわけではなく、特定の温度域に反応するサブグループに分類できることを示している。また興味深いことは、極度の高温や低温に対しても反応する神経があることである。これらの温度は、組織を破壊してしまうような刺激となるため「侵害（有害）刺激」と呼ばれ、侵害刺激に反応するしくみを「侵害受容」と呼ぶ。

　多くの神経の電気的な研究にもかかわらず、結局、温度受容の本質、分子レベルのメカニズムは長くわからなかった。しかし、１９９７年に感覚神経の膜上に存在する「ＴＲＰチャネル」（トリップチャネルと呼ばれている）というタンパクの存在と、それに関わる遺伝子が同定されて劇的な研究上の進歩が見られた。[12] TRPチャネルにはサブファミリー（共通した分子構造を持ついくつかのタンパクのグループ）があり、その中でも温度に反応するものを「サーモ（温度の）TRP」と呼んでいる。サーモTRPは、さらにTRPV、TRPM、TRPAに分類されており、17℃以下の低温に反応し、神経の活動を引き起こすTRPA1から、52℃以上の高温に反応するTRPV2まで、いくつかのチャネルが関わっている。これらの発見は、われわれが日常で大した疑問も持たないまま経験したことに対しての科学的な根拠も与えてくれることになった。チャネルとは細胞の膜上の構造物で（図4-4）、ある特定の刺激があると、チャネルは開く。神経細胞だと電気的な活動が起こる。

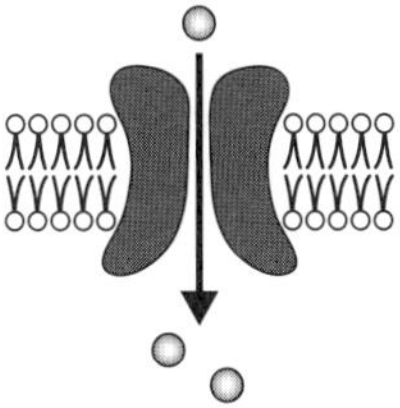

図4-4　細胞膜上にあるチャネルの模式図

TRPV1は熱さに対する温度受容チャネルであり、侵害受容の本体でもある。侵害受容とは痛みなどの反応に関わり、組織のダメージを避けるために重要である。TRPV1は、最初に同定されたサーモTRPであるが、同時にカプサイシン（唐辛子の辛み成分）にも反応する。唐辛子たっぷりのアジアンフードを食べると暑く感じたり、度を過ぎると口唇や喉に痛みさえ感じるのはこのためである。TRPM8は冷たさに反応する温度受容チャネルである。温度域としては28℃以下の刺激に反応する。TRPM8はメントールにも反応し、湿布に含まれるメントールは冷感を生み出す。ここで間違ってはいけないのは、カプサイシンもメントールも温度刺激そのものではないということである。われわれの体が、これらの化学物質によって騙《だま》されているだけなのである。カプサイシン入りのカイロは温感を生み出すが、決して体を温めてはいない。メントール入りの清涼スプレーや湿布は冷たく感じるが、決して皮膚を冷やしてはいないのである。ほかにもマスタードなどにも反応するサーモTRPなどがある。

余談であるが、ちょうどこの頃、サーモTRPの発見に迫るバラエティー番組がテレビで放送されていたことを思い出す。視聴者が面白い企画を持ち込んで、今でも活躍されている関西系お笑い芸人さんのナレーションで進行する実験であった。企画は、全身に某製薬会社の筋肉痛に効果のあるスプレーを吹きかけるとサウナで暑くならないというものである。スプレーにはメントールが含まれていたはずである。哀れな、不幸にも被験者となってしまった別のお笑い芸人さんは、サウナに入っている間中、寒い寒いと言っておられたのが印象的であった。メントールでTRPM8が刺激され、寒いという感覚が脳で形成される。しかし、スプレーには実際に冷却する効果はないので、サウナではいつものように体温が上がり続けていたはずである。思い返せば非常に危ない実験である。しかし、当時はTRPM8の発見は、まだなかったはずであるから、このテレビ番組の企画は、サーモTRPの本質に迫る科学情報番組であったのだ。

皮膚の温度受容は、おのおのの温度域に反応する神経によって脳に情報伝達される。おのおのの神経にはサーモTRPという温度受容センサーが存在する。ただし、いくつかの化学物質（カプサイシンやメントールなど）はサーモTRPに結合し、われわれの温度感覚に錯覚を起こさせる。

コア（体中心）の温度受容メカニズム

カラダの温度でもっとも大事なのはコア温度であり、コア温度をセットポイント体温に導くことが体温調節の基本である。この一番重要なコア温度の温度受容のメカニズムについては、皮膚での温度受容のしくみの解明に対して、いまだ明らかではない部分が多い。

コア温のセンサーは比較的多くの場所に存在しているといわれている。とくに脳の間脳と呼ばれる場所に存在する視床《ししょう》下部には、暑さに対する皮膚血管拡張や発汗、この本ではあまり言及していないが寒さに対するふるえや代謝の増加をコントロールする神経が多く存在するため、体温の調節中枢であると考えられている。成人でも視

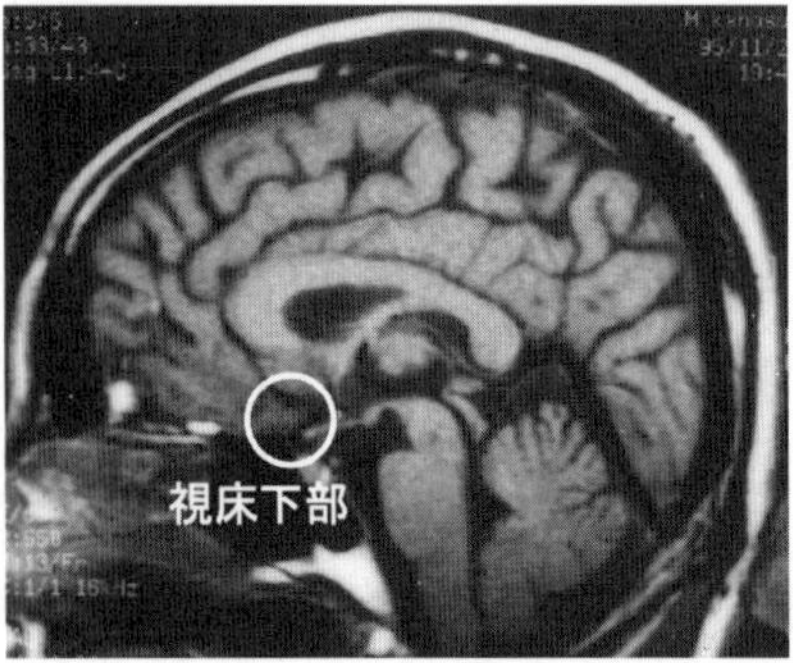

図4－5　人の脳での視床下部の場所（MRIで矢状《しじょう》断）

床下部は栗の実程度の大きさであるが（図4－5）、人が生きていくにあたっての根源的な調節、たとえば摂食行動や、性行動、ホルモンの分泌などをつかさどっている。人の生命機能でもっと重要な部分、たとえば心臓の拍動や血圧、呼吸の機能をつかさどる部分は脳幹と呼ばれ、視床下部から脊髄への橋渡しの部分である中脳、橋《きょう》、延髄に存在する。脳幹の機能が壊れてしまえば脳死となるが、視床下部の機能が壊れても生存は難しい。

ドイツ人で、のちにアメリカで生理学者として活躍したベンチンガー博士は、脳は体温調節のサーモスタット（すなわち温度を感知して、さまざまなエフェクターをオン、オフする場所）であると唱えた人である[13]。当時、視床下部は体温調節の中枢としてわかっていたが、その中での役割はわかっていなかった。話がそれるが、ベンチンガー博士は、発明家としても非常に重要な業績を残している。一つは「鼓膜体温計」の発明である。鼓膜の裏を走る細い動脈は、脳へ分布する血管の枝分かれであり、正確に鼓膜の温度を測定することができれば脳温に非常に近い値を導くことができる。もう一つは「カロリメーター（代謝計）」の発明である。彼の発明した、最初のカロリメーターは化学反応の際に生まれる熱を測定するものであったが、のちに動物や人の産熱を測ることのできる大きなものまでつくっている。これらの発明は、のちに動物や人の体温調節、とくに産熱の調節を理解するうえで重要な道具となっている。ベンチンガー博士は、いくつかの実験から、視床下部の前部、前視床下部に温度に反応する重要な神経、とくに暖かさを感じる神経の存在を予想している。

ベンチンガー博士の研究のあと、前視床下部の温度を感じる神経（温度感受性ニューロン）を同定する研究が始まった。これを発見したのが、日本人の中山昭雄博士である。[14] この神経群は、同部に存在する神経の約20％を占めており、かつ、わずか1℃以内の温度の変動に対しても、そのインパルスが増減して追随する重要な特徴がある。この研究では、温度の上昇に対してインパルスが増加する温ニューロン、下降に対してインパルスが増加する冷ニューロンが発見されている。その後、前視床下部にある温度感受性ニューロンの多くは、温ニューロンであることが発見されたが、これら前視床下部の温度感受性ニューロンが、温度刺激によって活動するメカニズムはまだよくわかっていない。最近の研究では、サーモTRPの一つであるTRPM2が前視床下部での温度感受性に関わっているのではないかという報告もある。

温度に反応する神経は脳の中でも多く見られ、視床下部に限ったものでは実はない。しかし、それらが体温調節に直接関わっているのか否かは明らかではない。前視床下部の温度感受性ニューロンの発見の重要性は、それらの神経が、視床下部のほかの部位や視床下部以外の場所にあるさまざまな体温調節のエフェクターを制御する部分との連絡を密に持っていることにある。

体温調節に重要な温度感受性ニューロンはほかの部位にも存在する。たとえば、頸《けい》髄《ずい》レベルで脊髄が損傷してしまった場合（視床下部との連絡がとぎれている）にも体温調節は、ある程度温存されることが知られている。脊髄を直接冷やしたりする実験を行うと、ふるえが見られることが知られており、何らかの温度受容機構の存在が予想される。しかし、まだ同定がなされていない。

脳は、コア温のセンサーとして重要な部位である。とくに、前視床下部には、温度感受性ニューロンと呼ばれる、コア温の上昇や下降に対して活動する神経の存在が知られている。

第5章

脳と体温調節——考えない脳の働き

前章で述べた、体温調節の効果器（エフェクター）たちは、意識外でも動員される。すなわち、寝ていても働いているし、何らかの不幸なアクシデントで意識を失った場合でも、視床下部や脳幹、脊髄の機能が残存していれば（植物状態）、正常に働くことができる。

恒温動物と変温動物でも体温調節の観点からは類似する部分も多いが、二つを明確に分類するのは自律性体温調節機能を持つか（前者）、持たないか（後者）である。「自律性体温調節」とは、意識外で自律的にコントロールされる体温調節という意味であるが、自律神経を動員して行われている。一方、恒温動物と変温動物で共通するのは行動性体温調節である。ここまで読んでいただいたみなさんにとっては、もう常識であるが、アクティブな生命活動には体温の調節、維持は必須である。

では、自律神経は体温調節において何をしているのであろうか。「自律神経のバランスが悪くて最近体調が悪い」など、自律神経という言葉はよく使われる。疲労感が抜けなくクリニックを受診して、散々検査した挙句、医者から「自律神経機能失調症です」という診断名をつけられて腑《ふ》に落ちないまま暮らしている人もいるのではないか。体温調節も、のちに述べるさまざまな生命機能と同様に自律神経によりコントロールを受けている。しかし、自律神経による調節の中でも体温調節は非常に特別である。

自律神経はおもに脳や脊髄から臓器、組織に分布する神経である。大部分は、これら中枢神経から末梢組織へと外向きに出ているので遠心性の神経という。しかし、体温の正確なコントロールには細かな温度情報が必要なので、体のさまざまな部位の温度をモニターすることが重要である。先に述べた脳や脊髄、皮膚からの温度情報をもとに、自律性体温調節は駆動される。

体温調節に使われる自律神経

自律神経は、体温のみならず、人のさまざまな根源的機能に関わっている。その調節は体の隅々にまでわたっており、どうしてこれほど体の細部にわたり、さまざまな機能を網羅しているのかと驚きである。眩《まぶ》しければ瞳孔括約筋が収縮し、瞳孔は小さくなるし、お腹が空けば消化管の動きがよくなってところ構わずグルグル鳴る。食事を摂れば満たされ、そのあとは体が消化を導いてくれる。緊張したり、(わたしは)魅力的な女性に会えば心臓はドキドキするし、リラックスしていると眠くなる。これらは、すべて自律神経の働きが関係している。われわれ人は、高次な脳機能を持ち、道具を使い、衣服を着て、空調を開発したと自慢するかもしれない(体温調節を人工的に制覇した)。意識によって幾分かは修飾されるにせよ、自律神経による体温調節は意識外でのプロセスであり重要である。そもそも、意識によって生命活動を維持することは至難の技である。機能的に分化した複数の組織や臓器を持つ生命体を一から人がつくることは、まず不可能であろう。

運動神経や感覚神経と異なり、自律神経は常に活動しているという特徴を持つ。その活動を強めたり、弱めたりしながらも、とりあえず死ぬまで活動している。運動神経では筋肉を動かすときのみ、感覚神経については刺激を受けたときのみ、神経が活動するので、この点で自律神経は大きく異なる。つぎの違いは、自律神経は、2種類の神経で協力しながら働いている。自律神経は、交感神経と副交感神経の2種類からなり、その2種類の神経の関係は、「二重支配」、そして「拮抗《きっこう》支配」と呼ばれている。

二重支配とは、臓器や組織に、交感神経と副交感神経が両方分布していることを示している。拮抗支配は、片方の神経が活動を高めたら、片方の神経の活動が弱まるという調節のしくみである。拮抗支配は、機能的に相反する調節が働いていることを示

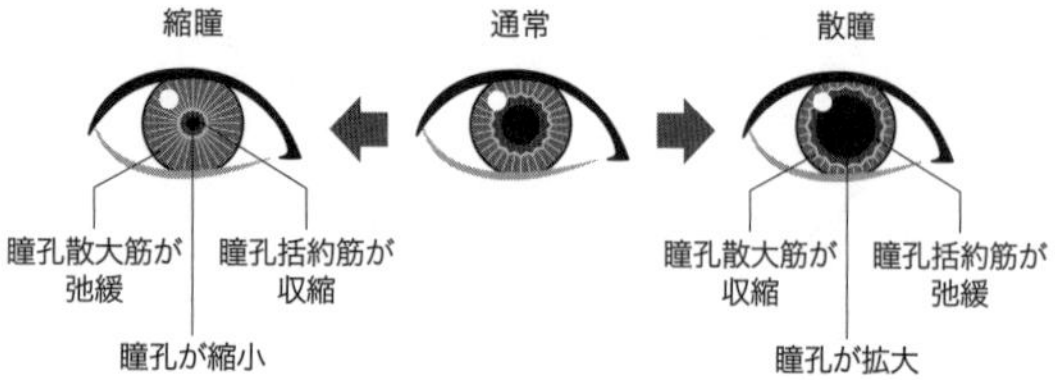

図5－1　縮瞳と散瞳

している。具体例として、先に述べた瞳孔の働きを見ると、瞳孔は虹彩《こうさい》と呼ばれる平滑筋（瞳孔散大筋と収縮筋）によって散瞳と縮瞳が行われている（図5－1）。眩しいと縮瞳が起こり、これは副交感神経の瞳孔収縮筋への作用である。逆に、暗いと散瞳が起こり、これは交感神経の瞳孔散大筋への作用である。おのおのの神経の末端（神経終末）からは、交感神経からはノルアドレナリンが、副交感神経からはアセチルコリンという物質が出て、臓器や組織にある細胞に働き作用する。また、交感神経は興奮、副交感神経はリラックスのイメージのように、交感神経は多くの場合、精神的緊張や恐怖、敵への防御反応などの際に働き、副交感神経は、排泄、睡眠など、外敵から安全に回避できているような状況で働く場合が多い。交感神経の作用は一般に、Fight and Flight（戦闘と逃走）などと呼ばれるが、実は、これは自律神経の働きの一部を表しているにすぎない。

自律神経の作用は、ほぼすべての体の恒常性の維持（正常の範囲内にコントロールすること）に関与している。恒常性とは「ホメオスタシス（homeostasis）」と呼ばれ、ホメオ（homo、均一な）、スタシス（state、状態）からなる造語である。

体温は、ホメオスタシスを必要とする代表的なものである。これほど、繊細でかつ生命活動の維持に関わるものはないであろう。体温調節に関わる多くの組織が、自律神経によって支配されている。しかし、先に述べた自律神経の解剖や機能の原則の代表的例外となっている。体温調節のエフェクターの多くは、基本的に交感神経の単独支配である。皮膚の血流の調整にかかわる細動脈には交感神経しか分布していない。体温の問題、たとえば冷え性の女性に対して、自律神経のバランスが悪くなっているから、あるいはストレスで交感神経が優位で、副交感神経の働きが悪くなっているので、末梢血流が悪くなっているのです、というテレビや雑誌でよくある解説は間違っている気がする。血管の拡張は、交感神経（収縮性神経）の活動低下でもあるし、拡張神経の活動上昇でも起こる。前者の神経からはノルアドレナリンが分泌されるが、後者では神経の末端から分泌される血管拡張物質であるＣＧＲＰという物質などが関与していると考えられている。汗腺に関しては、同様に交感神経が単独で分布しているが、神経末端から分泌される主たる物質は基本的に、ほかの部位では副交感神経から分泌されるアセチルコリンである。自律性体温調節は例外だらけである。

自律性体温調節は、自律神経によって行われている。しかし、体温調節は、主として交感神経が使われている。そもそも、自律性体温調節のエフェクターの大部分は、交感神経のみの分布である。

視床下部と体温調節

体温調節を含めて、自律神経機能の最上位の中枢は、視床下部である。視床下部の前部には、先に述べた温度感受性ニューロンが存在する。視床下部の後部から延髄にかけてはおのおのの体温調節のエフェクターを動かすための神経群が存在する。これらの神経群は、ほかの神経群と連絡があり、互いに干渉しあっているにせよ、基本的機能は独立している。さらに、温度感受性がないという特徴がある。これらの神経群を電気刺激すると血管が拡張したり、熱産生が増えたりする。しかし、これらの神経群そのものを温度刺激しても、何も起こらない。ところが、視床下部の前部を温めたり、冷やしたりすると反応が起こる。前視床下部の温度上昇は、熱の放散に関わる神経群の活動を促進する。一方、熱の産生に関わる神経群に対しては活動を抑制する。最終的には、これらの神経群は、交感神経を介しておのおののエフェクターをコントロールする（体温調節の遠心路）。

前の章では、体温調節は、セットポイント体温をカラダが決定し、実際の体温とセットポイント体温にズレが生じたら、それを察知し、修正するプロセスであると述べた。ところが、これらエフェクターを独立してコントロールする神経群の存在は、体温調節のシステムが、複数のモジュール（ユニットと言い換えてもよいかもしれない）の集合体でできていることを示している。モジュール同士は、ほぼ独立している。話はややこしくなるが、各モジュールが受け取っているのは、前視床下部からの温度情報に起因する神経活動のみである。その神経活動の強弱によって、各モジュールから交感神経への出力は強くなったり、弱くなったりしている。おまけに、その反応は、モジュールごとにまちまちである。すぐ動き出すのもあるし、そうでないのもある。なので、各モジュールは、コア温を37℃に維持するために働いているわけではないようである。

つまり、単一のセットポイント体温というのは実はバーチャルで、モジュールごとに作動し始める温度があり（たとえば発汗に関わるモジュールは、コア温が平熱より0・3～0・6℃上がれば働き始める）、体温調節に関わる全体のモジュールをざっくり全部眺めると、あたかもセットポイント体温があって37℃に調節しているように見えるというのが現在の考え方である。しかし、セットポイント体温は、いろいろな体温の問題を説明し、理解するのにとても便利なので、この本では、この言葉を使い続けていくことにする。

視床下部には、温度感受性ニューロンと、体温調節のエフェクターに関わる神経群が存在し、モジュールを形成している。これらの神経群は、基本的に独立して、おのおののエフェクターを動かしている。

意識に上る皮膚の温度と意識に上らない皮膚の温度

皮膚は、重要な環境の温度の受容部位であることはよくわかっていたが、長く自律性体温調節との関わりは明らかではなかった。われわれが暑い寒いと感じる温度感覚は、意識に上る感覚であり、意識外でコントロールが行われている自律性体温調節には、皮膚からの温度情報がどのように伝達され、用いられているのかは曖昧な部分が多かった。一般の感覚神経は、脊髄視床路（図5-2）、顔面に限っては三叉《さんさ》神経脊髄路を通って体性感覚野に至る。確かに、この経路を介して温度感覚は意識に上っている。温度受容のしくみと類似する、TRPV1やTRPA1などの侵害受容器を介する痛み刺激は、このような脊髄視床路（新脊髄視床路と呼ばれる痛みの場所や強さの評定に関わる部位）、それ以外の脊髄視床路（旧脊髄視床路と呼ばれる痛みに関わる情動に関係する部位）が関わっている。しかし、通常の温度情報も同様に、情動に働く部位に伝達されているかはわからない、暖かいとリラックスできるし、寒いと緊張するのだから何かは関わっていそうである。

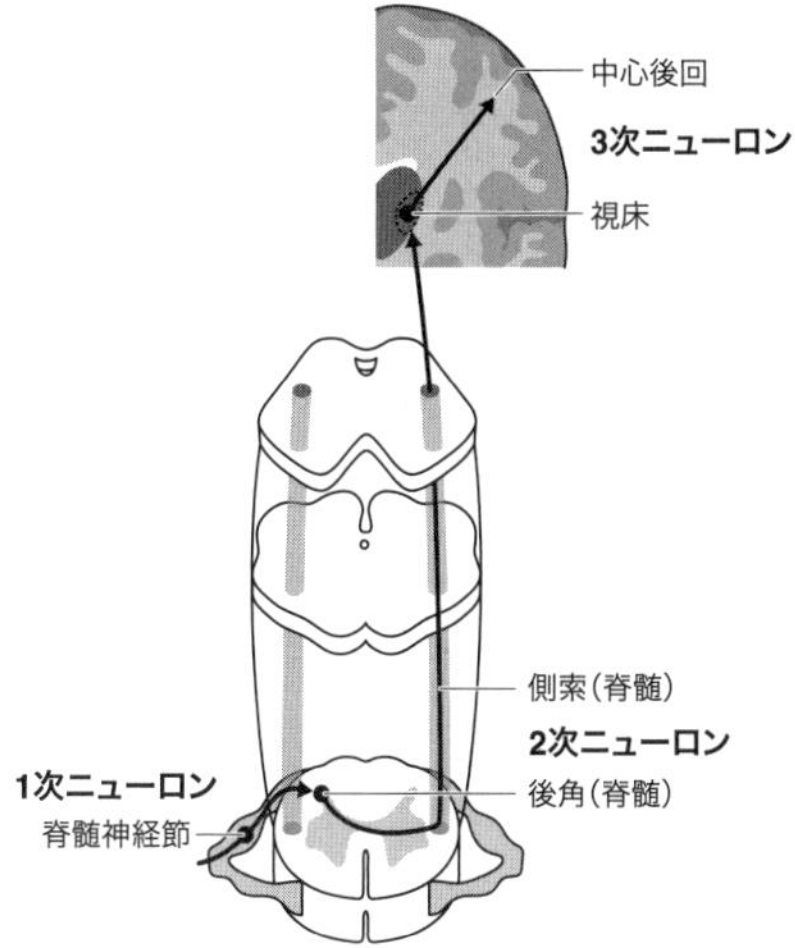

図5-2　脊髄視床路

意識下で行われる体温調節は、ほんの一部である。普段われわれが快適な部屋でカウチポテトを決め込んでいても、皮膚血管は収縮と弛緩を繰り返しながら、体温の微妙な調節を繰り返している。これらの調節の際には、とくに暑いとか、寒いとか感じているわけではない。意識に上ってくるのは、かなり皮膚の温度が変化したあとの頃になってであって、われわれは服を着るか、もっと横着者はエアコンのリモコンに手を伸ばすのである。ここに至るまで、先ほどの体性感覚野は、あまり体温調節のためには使われていない。しかしながら、温度情報は時々刻々、脳へ伝えられているわけである。最近になり、皮膚からの温度情報は、われわれの意識とはあまり関係のない場所である視床下部にも伝達されていることが明らかになった。この情報は、コア温度と同様、自律性体温調節のための重要な情報として利用されている。

皮膚からの温度情報は、体性感覚野および視床下部に常に伝えられ、意識下、意識外での体温調節が時々刻々行われている。

制御システムとしての体温調節

ここまでシステムとしての体温調節に関わるパーツについて解説をしてきた。体温調節の最終目標は、コア温度を一定にすることである。セットポイント体温がバーチャルなものか否かという研究者レベルの細かい議論はとりあえず忘れていただきたい。セットポイント体温からコア温度が逸脱すると、体温調節のエフェクターたちが働き始める。しつこいようだが、セットポイント体温とコア温度が同じであれば、体温調節のエフェクターたちの働きは最小になる。このような調節を「フィードバック調節」と呼ぶ。体温調節のみならず、血糖値と血糖値を下げるためのホルモンであるインスリンとの関係、脱水と飲水行動の関係はすべてフィードバック調節である。生体のみならず、機械の制御においてもフィードバック調節が行われている。たとえば、お風呂の温度の調節、空調も然りである。

体温調節の基本はフィードバック調節である。フィードバック調節が働いているのがよくわかるのは、高い強度の運動をしているときである。運動をすれば、よほど寒い条件でない限り、筋肉の動きにより熱産生は増加し、コア体温が上昇する。コア体温とセットポイント体温のズレによりフィードバック調節が働き、ズレを最小にするように皮膚血管の拡張や発汗が生じる。とても単純である。

体温調節は運動時だけに必要なわけではない。暑い環境への暴露や入浴は、カラダの熱産生が増えなくてもコア温度が上昇する。カラダが小さければ問題はないが、カラダの大きいヒトでは、コア温が上昇してから体温調節が始まってしまうと、その頃はカラダ全体が、すなわちシェルもコアも温度が上昇してしまうことになる。これでは体温調節で余分な熱をすべて放出するには時間がかかり、それだけ熱の負荷が継続する。このため、コア温度が上がっていなくても、皮膚温度の上昇だけで体温調節が始まるしくみがある。これを「フィードフォワード調節」という。すなわち、このまま暑い状態にいると、しばらく先にはコア温度が上がってしまうので、先に体温調節を始めようというものである。先読み制御である。空調の効いた部屋から、暑い屋外に出ると、額にすっと汗が出たりするのは、この調節による。

体温調節は、フィードバック調節とフィードフォワード調節からなる。前者はコア温度が、後者は皮膚温が重要である。

第6章 フィールドの動物から暑さ対策を学ぶ

人の暑さへの対策は、体毛を捨てたこと、皮膚血管の活用、発汗などがある。だがそれよりも、極暑環境でも生活できる住居の発明や空調など、文明の発達による部分が大きい。人以外の生物は、空調は使わない。しかし、自律性体温調節や行動性体温調節を駆使しながら、さまざまな環境で生きている。時に、その環境は極限環境と呼ばれる場所であったりする。たとえば、ホッキョクグマやペンギンは極地の氷点下の環境でも高い体温を保ちながら生きているし、イグアナやカンガルーネズミは40℃以上の気温にもなる北アメリカの砂漠地帯に生息している。人と同じ哺乳類であるカンガルーネズミには被毛があるし、汗はかかない。唯一、尻尾の毛は少ないので、人の皮膚と同じように、皮膚血管から熱の放散が行われているかもしれない。しかし、気温が40℃にもなっていたら、カラダからの伝導を用いた熱放散はあまり期待できない。ここでは、人以外の生物の暑さ対策を学んでいきたい。

砂漠のような高気温で乾燥した環境で生きる動物（ここでは恒温動物を中心に話を進める）たちから、われわれ人が暑さの中でどう生きていけばよいのかを探るヒントは多く得られると思う。たとえば、カンガルーネズミの住むアメリカのデスバレーでは55℃を超えるような気温の記録があるし、日射による輻射熱の影響を考えれば、地表面の温度はもっと高かったと考えられる。動物も人と同様に、①行動して逃避する、②逃避する術がないのなら、伝導や対流によってカラダの熱を、カラダと空気、あるいは物体への温度差を利用して逃がす、③気化熱を利用して熱を逃がして体温を保とうとする。ただ、砂漠で問題になるのは、体温調節の切り札ともいえる気化熱も、限られた水の量のために限界が生じる。日本での暑さとの大きな違いは、地熱が高いために（ただし都市砂漠というように都市環境も舗装道路やビルの熱が問題になっている）、カラダの下からの熱も処理しないといけない点である。もし40℃の気温に日本がなるなら、彼らのサバイバル技術から学ぶことは多いであろう。

暑さに耐えながら生きていく砂漠の動物

砂漠に生きるカラダのサイズの大きな動物にとっては、選択できる暑熱からの逃避行動は限られている。せいぜい、少ない木陰や岩陰に隠れるか、オアシスで水浴びするぐらいであろう。これに対して小動物では、カラダのサイズが小さいので逃避できる場所は多くなるが、暑さの影響を短時間で受けるため暑熱環境に耐えられる時間は短くなってしまう。

大きな動物たちの暑熱環境での生存戦略は、カラダでつくる熱や入ってくる熱を完全に逃がしてコア温を保つか、熱がカラダに蓄積してコア温が上がっても日中は耐えて、気温の下がる日没を待つかの二つに限られる。日中、熱を逃がす方法は、限られている。砂漠に住む恒温動物にとって重要な放熱手段は、気化熱を利用する蒸散性熱放散であるのは間違いない。

砂漠に住む動物の暑さ対策は、暑熱環境での人の生存のためのヒントになる。暑熱から逃げる術がなければ、蒸散性熱放散が重要な体温調節手段となるのは動物でも同じである。

体温調節器官としての唾液腺と呼吸

蒸散性熱放散は、発汗だけではない。哺乳類では、暑熱負荷で唾液分泌が増えることが知られている。動物は分泌された唾液を、体毛や皮膚の非被毛部に丁寧に塗りつけて、広げて熱放散を促す。「唾液分泌」、そして「唾液塗布」と呼ばれるこの行動は多くの哺乳類で観察されるため、非常に原始的な体温調節反応であると考えられてい

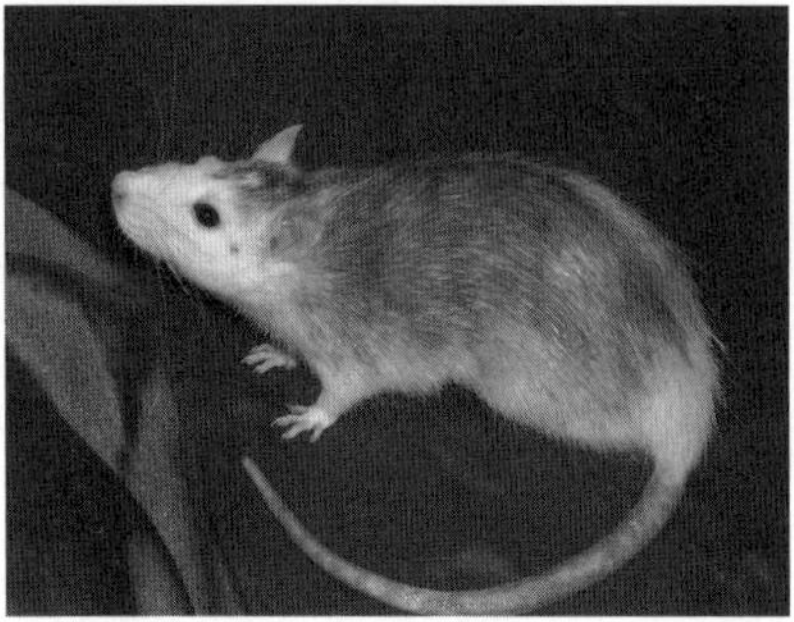

図6-1　ラット

る。とくに、汗腺のない動物である齧歯類《げっし》では非常によくコントロールされた反応が観察される。もう一つの方法は、「パンティング」である。呼吸は鼻腔や口腔を通って肺に至る。通常、肺での粘膜の保護、酸素の供給や二酸化炭素の排泄の効率を上げるために、吸った空気は加湿される。吐いた空気は、湿度90％以上になっている。パンティングは本来の目的とは異なり、呼吸回数を増やすことで、呼吸に伴う気道からの気化を促し体温調節を行うものである。

齧歯類は、足部の裏（人でいえば手のひらや足の裏）以外は、まったく汗腺を持たない。また、パンティングを行わない。唾液分泌と塗布行動は、環境温度がコア温を超えたあたりから始まる。それまでは、尻尾の皮膚血管を拡張させ放熱する。ラットは尻尾に毛がなく、有効に熱放散が可能である（図6－1）。実際、観察していると暑い環境では、尻尾が真っ赤になる。暑い環境に長く置かれて暑さになれているラットでは、コア温がそれほど高くない時点でも唾液の分泌が増加する。実験的に唾液腺を除去してしまうと、齧歯類はすぐに高体温になってしまい、熱にやられてしまう。

カンガルーも、暑さで唾液分泌と塗布行動が増加する動物である。カンガルーは唾液塗布を前足にする。興味深いことに、前足の皮膚の下には、多くの細い血管が分布しており気化熱によって血液の熱を有効に逃がすしくみが備わっている。また、コア温が上昇すると、前足の皮膚血流量は3～4倍にもなり、機能的に熱の放散を促進する。

呼吸数を増やして気化を促すパンティングも多くの小動物、大動物に備わっている熱放散のしくみである。パンティングをする動物では、その増加の際には上気道（鼻腔や口腔、咽頭や喉頭）の血流が増加する。これは、血液の冷却効果を増加させるためと考えられている。なぜなら呼吸数が増えてしまうと、気化熱によって気道粘膜の温度は下がってしまう。このため、呼気の温度が下がるとともに、気化できる水の量も減ってしまうからである。

人にも存在するが、鼻腔には鼻甲介《びこうかい》と呼ばれる組織が存在する（図6-2）。面白いことに鼻甲介は、呼気に含まれる過剰な水分を回収する役割を持っている。動物によっては、高い気温では、鼻呼吸から鼻口呼吸に切り替え、パンティングに伴う熱放

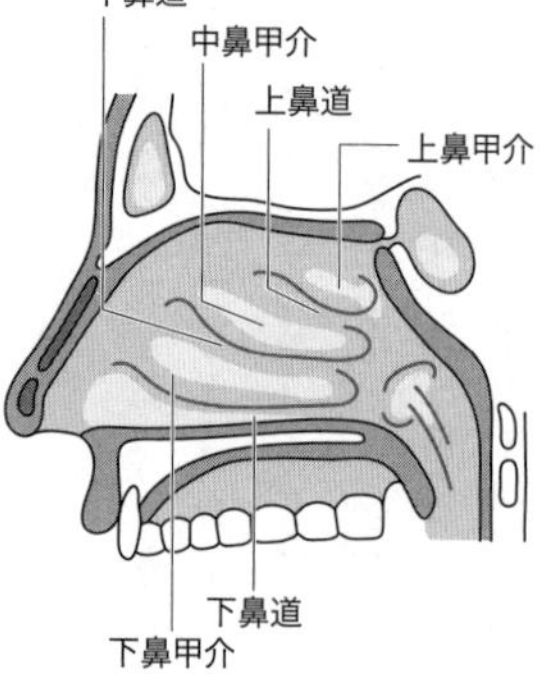

図6-2　鼻甲介

散効率を上げる。パンティングの際は、呼吸数が増えるものの呼吸自体は浅くなる。このため、実際の肺での酸素や二酸化炭素のガス交換に与える影響は少ない。しかし、コア温がもっと上がってしまうと、ガス交換まで影響を与えることになってしまう。とくにパンティングは二酸化炭素の減少による血液のpHに影響を与えるため（アルカリに傾く）問題が生じる。パンティングは、われわれが通常の呼吸で使うような横隔膜以外に、肋間《ろっかん》筋などの普段の呼吸ではあまり多くは用いられない筋肉を必要とする。このため、放熱を促進する一方で、呼吸筋からの熱産生が増えてしまうという欠点がある。同じ蒸散性熱放散でも汗腺からの発汗に比べて効率が悪い。

一部の動物は発汗を体温調節のために用いるが、その数は限られており、かつ人に比べて効率がよいとはいえない。齧歯類では暑熱負荷により唾液の分泌が増加し、唾液を体毛に塗布する行動によって、有効な体温調節を行う。カラダの大きい動物では、パンティングと呼ばれる呼吸数を増やし、気道粘膜からの気化熱を増加することで体温調節を行う。

脳を冷やす動物

体温調節の最終的な目的は、脳が高温になることを防ぐことにある。ほかの臓器の機能を維持するためにも、カラダ全体が高温になることを防ぐべきであるが、脳の機能は最後まで維持する必要がある。1970年に発表されたトムソンガゼルを使った研究で、特殊な体温調節のしくみが発見された。トムソンガゼルはアフリカにすむウシ科の動物である（図6-3）。ウシ科というものの、時速50～60㎞ものスピードで走ることができその持久力も高い。チータに追いかけられながら持久戦の末、餌食になる映像の主人公によくなっている。しかし、実際はなかなか捕まることはないようである。トムソンガゼルが走っている際の体温を測定すると、腹部で測ったコア温は安静時に比べて4・6℃も上がっているのに

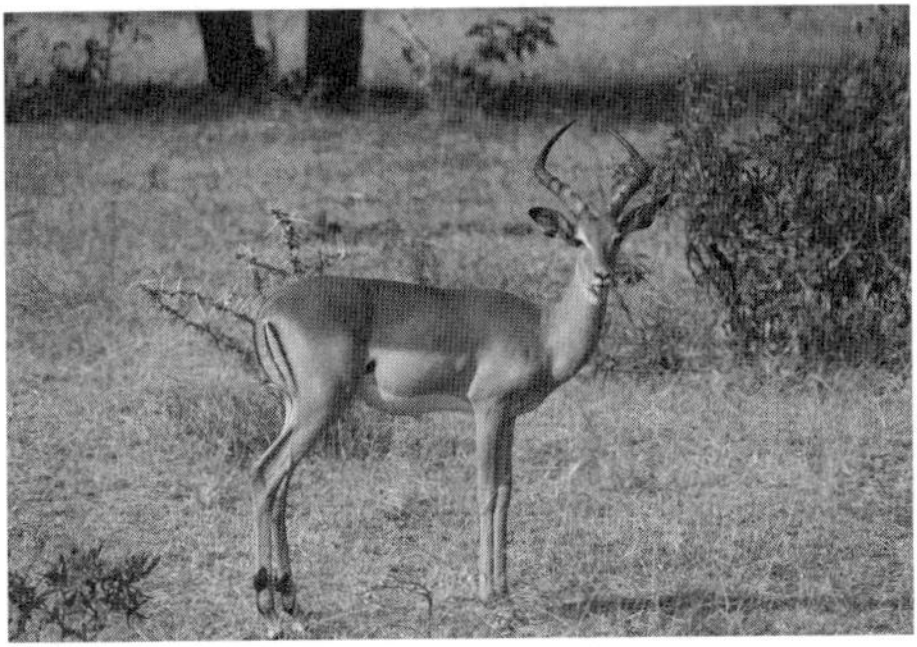
図6-3　トムソンガゼル

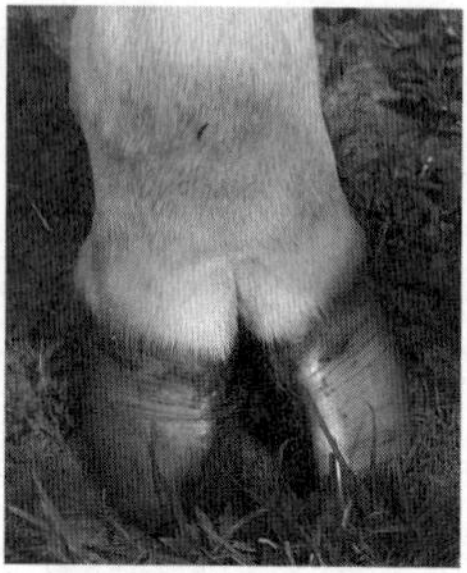

図6-4　ウシの足

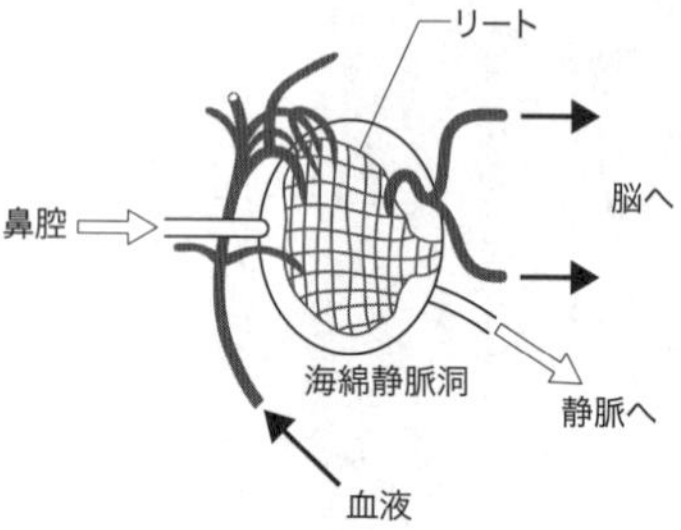

図6-5　頸動脈血管網（リート）

対して、脳の温度の上昇は2・7℃しかないという報告がある。[15] この結果は、何らかの脳を冷やすしくみの存在を示唆し、「選択的脳冷却」と呼ばれた。のちのちの研究で、最新のテクノロジーを用いた正確な測定手技で追試がなされ、選択的脳冷却は、それほど強力に脳の温度を下げるものではないことがわかった。しかし、それでも脳の温度は、脳へ直接到達する頸動脈の血液温度に比べて1〜1・5℃程度低いことが確認されている。

選択的脳冷却は、解剖学的、機能学的に、偶《ぐう》蹄《てい》目（足の爪が二つに分かれている特徴を持つ：図6-4）に見られるシステムである。人の場合、脳への血流は、心臓から出る一番大きな血管である大動脈、次に2本の頸動脈を経て脳へ至る。偶蹄目の場合、2本の頸動脈は、いったん網状の細かい血管に分かれる（頸動脈血管網、リート：図6-5）。リートは、ふたたび1本になり脳に血液を送る。リートの特徴は、海綿静脈洞と呼ばれる副鼻腔から心臓に戻る血液が流れる血管に接していることにある。実験室で行われた研究では、コア温がある値（閾値）を超えると、副鼻腔で冷やされた血液が海綿静脈洞へ流れ込み、脳への血液を冷却する。一方、コア温が低いと、副鼻腔粘膜からの血液は海綿静脈洞へ流れず、脳への血液は冷却されないことが発見されている。しかし、自然の状態にいるトムソンガゼルでは、コア温が上がっても脳冷却が見られないこともあった（見られることもあった）。さらに問題は、脳の温度が最大に上がっているとき（41～42℃）には、脳冷却はまったく起こっていなかったのである。すなわち、肝心なときに選択的脳冷却は働いておらず、本当に有用なしくみかどうかが問題になったのである。

最近の見解では、われわれ人間の発汗と脱水の関係と同様に、選択的脳冷却は水分調節と強く関係していると予想されている。同じ偶蹄目であるヤギは、カラダに水分が十分にある状態ではおもにパンティングによる蒸散性熱放散を利用し、脱水になったときに選択的脳冷却を利用する。ヒツジを用いた実験では、暑熱刺激を受け、かつ脱水状態の個体を観察した場合、選択的脳冷却を使うものは脱水の進行が遅く、選択的脳冷却をあまり使わないものは脱水が進行したと報告されている。当然、蒸散性熱放散のほうが熱を逃がす効率は高いので、選択的脳冷却はやむにやまれない選択であると考えられる。このような選択的脳冷却システムは、リートを持たないウマ目との進化の過程での形態的分化、暑熱や寒冷環境での機能分化などの点で興味深い。

一部の偶蹄目の動物では、選択的脳冷却を行うことができる。この調節には、頸動脈血管網（リート）と呼ばれる解剖学的、機能的システムが関わっている。最近の研究では、このシステムは水分調節にも強く関わっていることがわかってきている。

体温調節をあきらめる動物

動物の究極の暑さ対策は、コア温を上がったままにするという方法である。可能な限りコア温の上昇に対してあがかない、蒸散性熱放散を用いず、カラダにとって問題となる脱水を予防する対策である。簡単にいえば、恒温動物の特徴である恒温性を放棄することである。この調節をする動物は、ラクダである。1950年代にシュミット・ニールセン博士が見つけた大発見である(16)。ラクダに水を与えず、40℃の暑さに暴露すると、彼らの体温のリズムの振幅は2℃から6℃に上昇する（図6-6）。体温のリズムは、もともと人や動物が持つもの（内的なリズム）で、人の場合は1℃程度の振幅がある。人の場合は起床前の5〜6時にもっとも低く、半日後の18〜19時頃にもっとも高くなる。これに活動の程度や、環境の温度、食事による影響が加わる。た

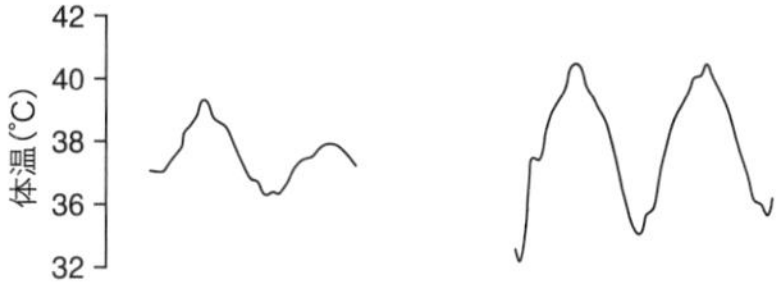

図6-6　2日間のラクダの体温リズム（左：通常の状態、右：脱水時）
Schmidt-Nielsen（1959）[16]を改変。

だし、ずっと横になったまま、食事を一切摂らなくても内的なリズムは見られる。

ラクダの体温リズムの脱水による振幅の変化は、環境の影響を強く受けたためと思われる。すなわち恒温動物としての体温調節を一部やめてしまったのである。実際、水が自由に飲める環境にいるラクダの体温リズムは、環境温度の影響を受けない（パンティングで調節される）。このような変化は、ラクダ以外のいくつかの動物で見られることが報告されている。ただし、これらの動物の特徴として、カラダが大きいことが必須である。すなわち、熱が蓄積し続けても、体温が上昇するまでに時間稼ぎができることが必要である。また、時間稼ぎをして夜になれば環境温度が下がることが大事で、その間に体温を下げることが可能でないといけない。

図6－7はラクダの熱の出納を示している。水が十分にある状況では、多くの熱が気化熱（E）によって放散されていることがわかる。また環境から入る熱（G）が大きいのがわかる。熱の出入りは、ほとんどバランスが取れ、このためコ

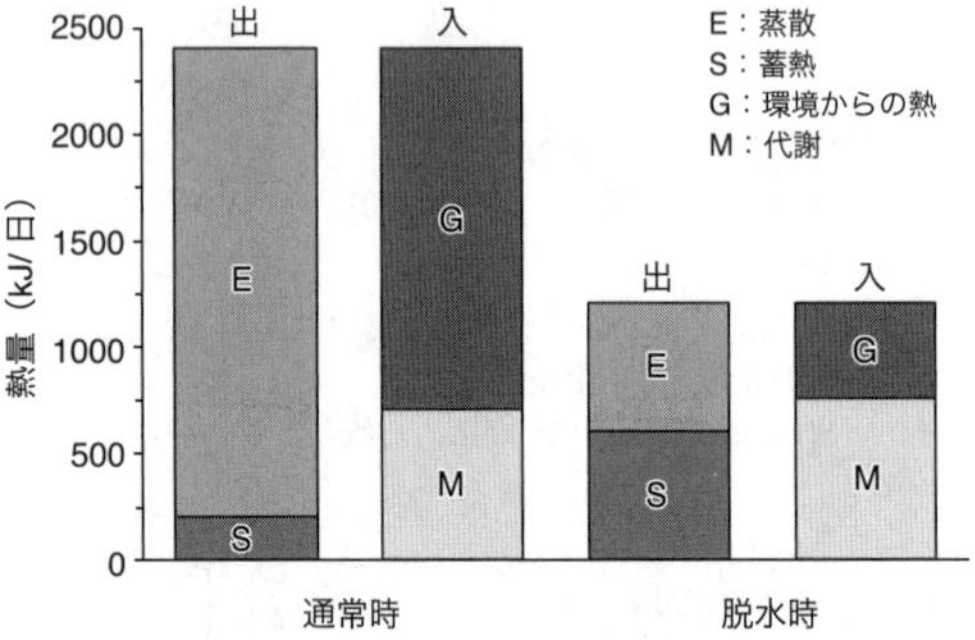

図6-7　通常時と脱水時のラクダの熱出納
Schmidt-Nielsen（1959）[16]を改変。

ア温の上昇につながる熱の蓄積はわずかである。一方、脱水状態では、放出される気化熱は小さくなっている。代謝（M）による産熱は変わらないが、体温が上昇しているため、伝導や輻射による環境から入る熱は小さく抑えられている。しかし、体温の上昇につながる熱の蓄積は大きい。

ラクダなどの動物は、砂漠で起こり得る、水分が十分に得られない状況では体温のホメオスタシス（恒常性の維持）を緩やかに設定する。このため、高体温になってしまうが、この結果、パンティングなどによって失われるカラダの水分を少なくすることを可能にする。

高気温、高湿度環境で生きる

砂漠と異なり、同じ高気温でも、熱帯では湿度の問題が生じる。蒸散性熱放散は、湿度の影響を強く受けると予想される。気温が高くなると、露点温度（すなわち湿度100％になる温度）は高くなるので、気温が高く蒸していても思うほどには高湿度になることは少ない。また、湿度が同じでも、たとえば気温10℃の湿度60％と気温35℃の湿度60％では、空気の含水量はおのおの5・7g／m³空気、23・8g／m³空気である。湿度が100％では、9・4g／m³空気、39・6g／m³空気となるので、10℃では3・7g、35℃では15・8gの水を余分にため込むことができる。すなわち、熱帯でも大雨が降っているような状況、地面からどんどん水が蒸発している状況でなければ、蒸散性熱放散は十分に役にたつと考えられる。ただし、われわれが牧場で見るようなウシは、熱帯では生きていけないようである。放熱器官としての汗腺の発育、効率よいパンティング以外に、基礎代謝（熱産生）の低下がサバイバルに必要と考えられている。

基礎代謝の低下の手段として摂食量の低下がある。多くの哺乳類で、暑熱環境で経口摂取量が低下する。夏バテで食欲がないというのは、憂うべき体調の問題ではなく、健康な人の暑さへの応答だといえるかもしれない。実際、夏の暑さのピークのころの食べたいものが、そうめんのように冷たいものであると同時に、あまり栄養価のない

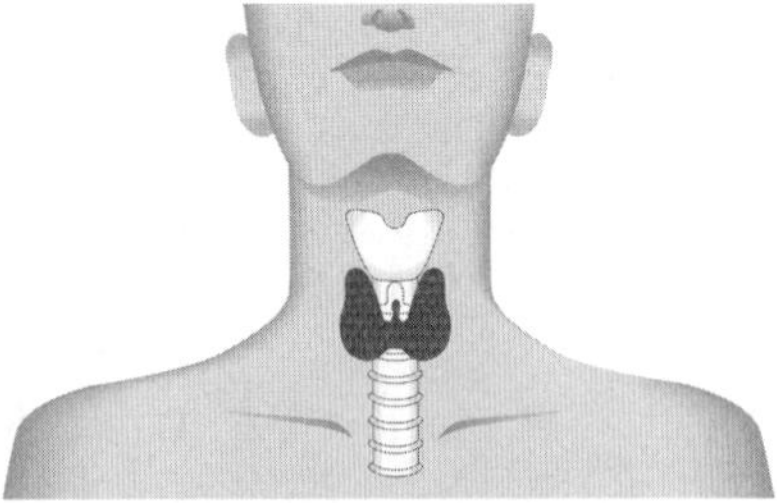

図6－8　甲状腺
提供：スプリングスカイ

ものが多い。また、基礎代謝に関わる甲状腺ホルモンの分泌は、暑熱環境での体温の上昇に伴い減少するという報告もある。甲状腺ホルモンは、首の軟骨の前にあるよろいのような形をした内分泌器官（甲状腺：図6－8）から分泌され、病的に分泌が高まった場合は、暑さや動悸《どうき》、代謝の亢進による痩せをきたすバセドウ病を、分泌が低くなった場合は、眠気、低体温、うつなどの症状を認める。

熱帯では、高気温のうえに高湿度になる。高湿度は蒸散性熱放散の効率を悪くするが、まったく無効になるわけではない。しかし、パンティングなどの蒸散性熱放散を用いても、熱帯で生存が難しい場合がある。熱帯で生存するためには、基礎代謝を減少させて、体温調節することもある。摂食量の低下、甲状腺機能の低下などが、基礎代謝の減少に関わっている。

夏眠

砂漠の小動物の暑熱対策は、暑さから逃げることが第一である。小さいカラダのサイズは、容積に対する表面積が大きいことも相まって、短時間で環境からの熱の影響を受けてしまう。また、水分の蒸発も多く、自らの水を使って体温調節を行うのは生き残る手段として適切であるとはいえない。多くの砂漠の小動物は夜行性である。昼行性の動物も多いが、暑いときは夜型にシフトするような動物も多い。昼行性の動物でも、たとえば冷えた地面を探して、地面に熱を逃がして体温調節するリスの仲間もいる。

砂漠の小動物の暑さ対策でもっとも興味深いのは、夏眠《かみん》あるいは休眠と呼ばれる現象である。夏眠の間は、代謝および水分損失が極度に低下する。低体温や摂食量の制限によってもたらされる冬眠や日内休眠と呼ばれる現象に非常に類似している。モハベリス（Mohave Ground Squirrel）と呼ばれるカリフォルニアの砂漠地帯に生息するリスは数週から数ヶ月におよぶ夏眠を行い、カクタスマウス（Coctus Mouse）は1日数時間レベルの夏眠を行う。冬眠、夏眠、日内休眠は、ともに体温が低下し、その違いはない。カクタスマウスでは、気温とコア温の差は3℃程度となる[17]。夏眠は食事制限や飲水制限によって誘導される。夏眠中は代謝量とともに、水分の必要量が極度に減少する。

夏眠は興味深い暑熱対策である。冬眠や休眠と呼ばれるものに似ていて、体温が気温に近くなるとともに、代謝や水分の摂取を極度に低くして、暑さに対しての負荷を軽減する。

第7章

熱中症の話

日本列島が40℃超えになったら、多くの人が懸念するのは熱中症の大規模な発症であろう。確かに、そのようなことが起こるかもしれない。それでは、熱帯地方における熱中症対策に学べばよいかというと、そうはいかない気がする。熱帯地方で屋外作業に従事する人たちは、当然熱中症のリスクを抱えている。シンガポールの研究仲間に熱中症について尋ねてみると、あるいは一緒に研究しないかと声をかけても、実はそれほど食いついてこない。やっぱり、あまりに日常すぎて興味がないのか。

シンガポールは、もともと暑いうえに、急速に都市化が進んでいる。わたしの甘い推測では、人々はもちろん、環境問題や生命科学の研究者、医療関係者もさぞ困っているだろうと思ったのである。わたしと同じく体温の研究者である彼がいうには、確かに軍の演習や屋外での長距離レースなどでは問題になっているそうである。また、熱帯にあるシンガポールでも、季節間（雨季、乾季）での気温の変化がある。当然ながら、日本より変化は少ない。この変化の中でも、最高気温が例年より高くなっていたり、気温の上昇が早い時期に進んでいることは話題になっているそうである。そして、熱中症予防に関する啓蒙活動は、いつも積極的に行われているらしい。しかし、わたしが日本の熱中症の現状を話すと、一般の人たちの間でそれほど熱中症の発症はないし、そもそもときどきしか話題にならないという。わたしが、日本の現状を過剰に伝えすぎたのか、彼がシンガポールの現状を過小評価しているかどうかはわからない。

ここで、2018年5月の『ストレイトタイムス』というシンガポールの代表的な新聞の記事を紹介したい。19歳の若い兵士が、軍のトレーニングとして8㎞の行軍(fast march と書いてあったので、おそらく装備をした状態で走ったのであろう)での熱中症事故の記事である。熱中症の症状を示してすぐに軍の医療施設に搬送され初期対応(18)(カラダの冷却)がなされたが、その後、治療も虚しく亡くなったという記事である。新聞やネットには彼の写真付きで大きく掲載されていた。非常に痛ましい事故である。一方で、わたしは熱帯地域での熱中症による事故は、それほど珍しいことではないと思っていたので、これほど大きく取り上げられるのは少し意外な気もした。常にトレーニングを積んでいる兵士だから、何かのときは救急対応できる体制にあったのに事故が起きたから問題だったのであろうか。そこで、ほかに情報はないかとシンガポールの新聞である『ニューストレイトタイムス』の記事を見ると、２０１６年3月1～18日で、14名の熱中症発症が報告されたとある。シンガポールの熱中症事故は気温の上昇にも関わらず、まだ少ないと述べた記事もあった。ここではじめてわたしは、シンガポールでは日本に比べて本当に熱中症の発症は少ないのかもしれないと思ったのである。それとともに、熱中症の本質、予防法のヒントが、このあたりにあるのかもしれないと考えた。

熱中症とは何か

熱中症は、「高体温障害」と呼ばれる病気の中の一つである。高体温障害とは、体温の上昇に起因する組織および臓器障害である。日本医学会が提示している用語集には、熱中症は暑熱障害による症状の総称と定義されている。しかし、その症状は多彩であり、何をもって熱中症といってよいかはっきりしない部分も多い。病気にはさまざまなものがある。かぜのような客観的な所見で診断されるものもある。しかし、重篤な疾病については、明確な診断基準があり、血液検査の特定項目の数値や、画像や組織標本などの客観的所見をもとに診断がなされる。

たとえば、糖尿病は空腹時の血糖値、あるいはヘモグロビンA1Cと呼ばれる1～2ヶ月にわたる血糖値変化を反映する数値、血糖値をコントロールするホルモンであるインスリンの血中濃度を検査し、その値から診断される。肺ガンの多くは、健康診断などの胸部X線で、通常には見られない白い影として発見され、CTなどで偽陽性でないことが確定され、同部の組織を一部採取して確定診断がなされる。糖尿病も肺ガンも、正しい診断がついた時点で適切な治療が開始される。

しかし、熱中症の明確な診断基準はない。熱中症の重症度分類は存在して、熱中症で共通に見られる症状が提示されている。この中で、重症の熱中症では高体温を伴うと記載はされているが、困ったことに何℃以上が重症の熱中症であるとは書かれていない。体温は測定方法が大事だと前に述べたが、どんな温度計を使って測りなさいとも実は書かれていない。熱中症の診断は、簡単にいえば状況証拠に依存する部分が多い。たとえば、暑熱環境で、何かほかの病気を発症していたとしても区別がつかないこともある。よくよく考えると非常に難しい疾患である。

熱中症は、短時間で死に至る可能性がある病気である。また、暑熱環境での労働や運動は、熱中症の発症のリスク因子であるため、健康な人でもなる可能性がある。医療関係者がいないない状況での初期対応が必要な病気である。簡単にいえば、その場にいる人が判断をして、とりあえず処置を始めていかないといけないのである。よく熱中症の処置と比較して議論されるのは、心疾患のAED（自動体外式除細動器：図7－1）と心臓マッサージであろう。AEDは、運動などをきっかけに起こる重症不整脈

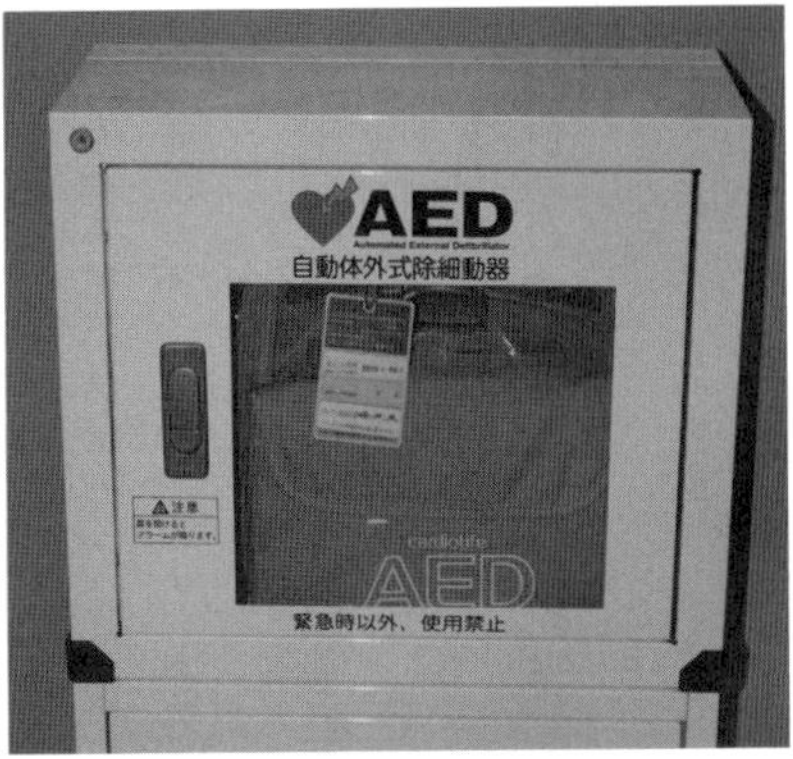

図７－１　AED

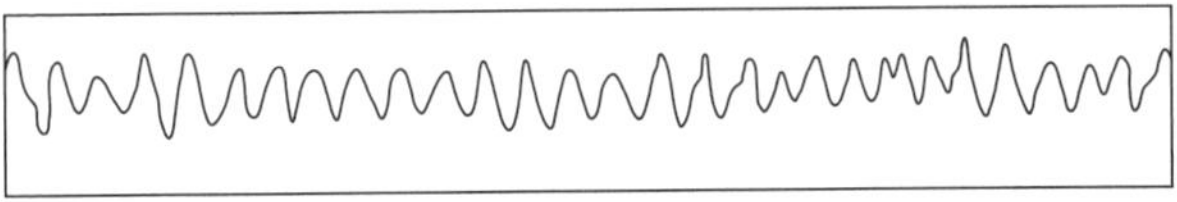

図７－２　心室細動（重症不整脈）

に対する処置で、倒れている人の心臓や頸部での拍動が触知されなければ、まず使うべき医療機器である。フィールドで誰もが遭遇する可能性のあることである。心臓マッサージを行いながら、ＡＥＤを取りにいってもらう。ＡＥＤが届いたら、機械につながっているパッチ状の電極を倒れている人の胸部に貼り付ける。該当する不整脈が、ＡＥＤが必要か否かを機器が自動的に判断する（図７－２）。必要であれば、機器から交流電流が流れて不整脈を治療するものである。ＡＥＤの効果がない、あるいはAEDの適応にならない場合には、心臓マッサージを救急車の到着まで続ける必要がある。熱中症もAEDが必要な不整脈ほどのアクションのスピード（重症不整脈への処置は3分以内には始めたい）を必要とするわけではないが、救急車の到着を待っていては手遅れになる場合も多い。しかし、熱中症を診断して、治療までしてくれる機器はないし、応急処置のマニュアルはない。AEDの普及に比べると大きな乖離があるといってよいだろう。

熱中症は高体温による臓器や組織の障害であると考えられている。しかし、その明確な診断の基準もないし、治療法が確立されているわけでもない。熱中症は、AEDの使用などと同様に、フィールドにおける一般市民の素早い対応が必要な場合がある。しかし、診断や処置のマニュアル化は遅れている。

熱中症という言葉の変遷

人が亡くなった場合、死因はICD（International Statistical Classification of Diseases and Related Health Problems）というWHO（世界保健機関）が作成した分類に従って決定される。熱中症によって不幸にも亡くなった場合は、ICDの中のT67という分類、「熱および光線による作用による死亡」の中に入る。驚くべきことに、このIC

Ｄの中には熱中症という言葉はない。Ｔ67・０という分類項目に「熱射病および日射病」があり、これがよく合致する。

わたしの子供の頃（１９６０～70年代）も、今の熱中症は、日射病、熱射病なども呼ばれ、ある程度一般の人たちに知られてはいた。その頃のＩＣＤでは、熱卒中（熱ストローク）、日射病、熱射病という言葉が確かにあった。ただし、昔も、これらの定義は混沌としていたようで、たとえば日射病については、熱の影響ではなく太陽光に含まれる光の成分そのものによる健康被害と考えられていた時期もあるようである。いずれにせよ体に熱が蓄積し、体温が上昇して、いわゆる熱中症が重篤化していくのは間違いない。ただし、わたしの子供の頃は、新聞やテレビで、夏場には毎日のように話題になる疾病ではなかったのも間違いない。この原因として夏期の気温の上昇のパターンやほかの環境要因の変化、都市部の人口増加に伴うヒートアイランド化、高齢者人口の増加などが原因と考えられる。環境省の２００６年の報告では、都市の暑熱環境は悪化をたどっていると言及されている。

一方で、ＩＣＤの分類変更による影響もあるといえる。ＩＣＤが現在のバージョンであるＩＣＤ-10になった１９９０年代から熱中症関係の死亡数は多くなっている(19)（図７-３）。熱中症についての話をしてほしいと、招待されることがときどきある。話のあとでよく、昔は熱中症なんてなかったですよね、今より夏は暑くなかったと同

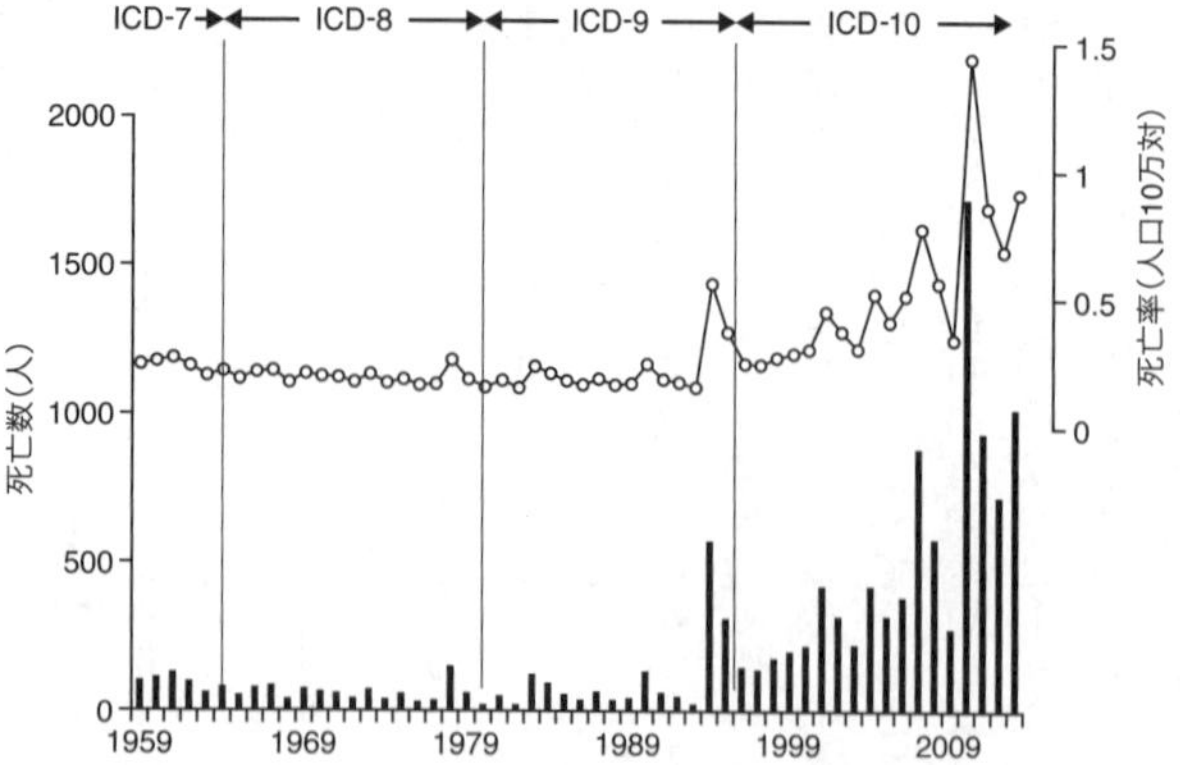

図 7 - 3　熱中症死亡数と死亡率の年次推移
星ほか（2018）[19]より作成。

意を求めて聞かれることがある。熱中症という言葉は確かになかったが、今の熱中症に見られる症状を示す事故は確かにあった。なぜ確信を持っていえるのかというと、わたしの身近で確実に熱中症といえる事故が起こったからである。また、わたしが在籍していた学校でも、痛ましい熱中症の事故があったと聞いている。その経緯は、典型的な熱中症の初期症状に始まり、悪化して取り返しのつかない状態になったものであった。熱中症の大きな問題点は、まったく健康な人も突然発症してしまうことにある。それどころか、健康で活動性の高いことが、熱中症の原因になってしまう点である。この点で、ほかの病気とは大きく異なるといえる。そもそも、熱中症を病気の一つとして分類することも間違っているのかもしれない。熱中症が起こるのは防げないかもしれない、しかし、熱中症による後遺症によって生活の質が低下してしまったり、熱中症で亡くなるのはあってはならないことである。

熱中症に関係する具体的な症状を後述するが、軽度の熱中症の原因およびその対策は比較的はっきりしているといってよい。熱中症は予防に気をつけ、初期の段階で対応ができれば死に至ることはまずないといってよい。しかし、熱中症が重症化して、臓器不全など不可逆的な変化をきたす原因は、まだ明らかでない部分が多く、かつ治療法は確立していない。

熱中症は時に死に至る疾病ではあるが、実は熱中症という死因はない。熱中症は暑熱環境で起こるさまざまな健康障害の総称と考えたほうがよいのかもしれない。近年、熱中症の問題は話題に上るが、一概に日本における暑熱環境の悪化のみが原因とはいえない部分もある。

環境と熱中症

熱中症の原因は、環境による因子（気温や湿度、気流に輻射）と個人の因子（年齢、体力、疾病の有無、服装や装備、服薬、労働や運動を行っているときであればその負荷強度や時間など）の二つに分けられる。熱中症の発症と環境との関係を予想する指標として、昔も今も環境因子の代表的なものである気温がよく用いられている。しつこくいうが、気温は、われわれの意識に上りやすい因子であり、昔から使われているので重要であると思われているにすぎない。ほかにも気をつけるべき要因がある。

気温と熱中症の関係は、欧米では古くから熱波（heat waves）という言葉で知られている。熱波がやってくると、環境変動による死亡、すなわち熱中症の発症が増加する。熱波とは32・2℃以上の最高気温が3日以上続く気候である。なぜ中途半端な32・2℃かというと、32・2℃は欧米で使われていた気温単位である°Fでは、90°Fであるからである。このような気候を経験することは、日本では珍しいことでもなんでもない。熱波で有名なものは、2003年に西ヨーロッパ大陸で発生したものである。この年、過去の平均より3・5℃高い気温上昇が起こり、7万人以上の死者が出たと報告されている。また、死亡例のほとんどが、2週間以内の短期間に生じたと記録されている。ヨーロッパでの熱波の発生と熱中症死亡は、単なる環境や個人因子のみでは説明できないことを示している。住居や空調、社会的な対策などは、熱中症の大きな発生要因として考えていかねばならない。また、これほど大規模ではないが、北米大陸の通常は夏が涼しい地域でも、熱波の発生が毎年見られている。

日本に目を向けると、やはり気温と熱中症の関係が報告されている。まず、最高気

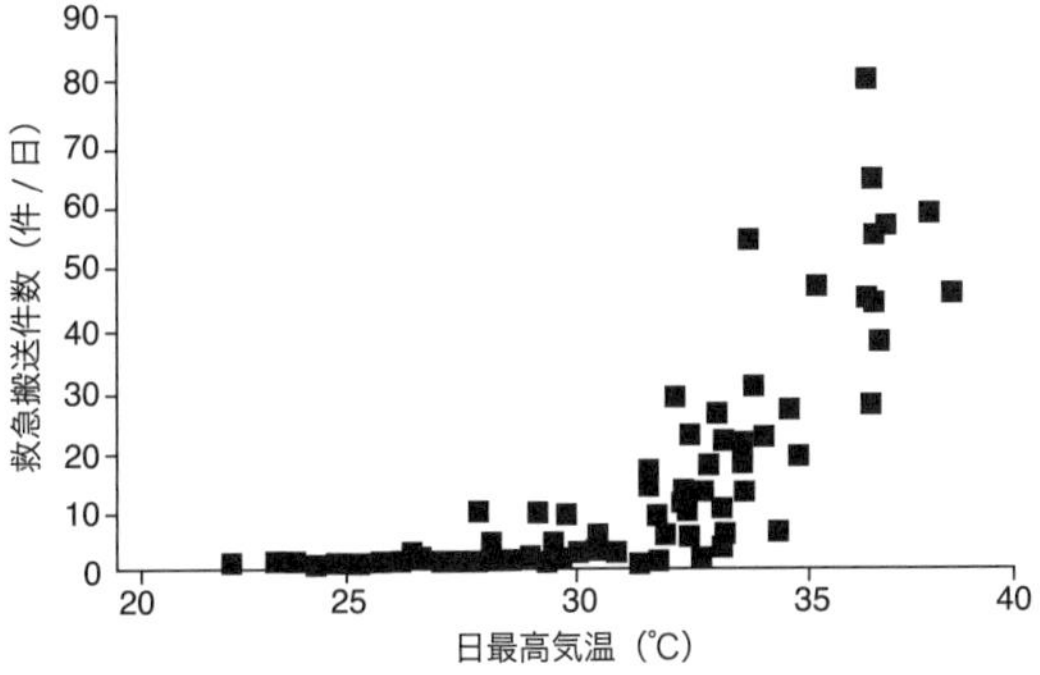

図7－4　7日間の平均日最高気温と熱中症救急搬送者数の関係
森本ほか（2019）[20]を改変。

温が30℃以上になると真夏日と呼ばれる、35℃以上になると猛暑日と呼ばれる。また、猛暑日と熱中症増加の関係を示唆する報告もある。図7－4は日最高気温と熱中症による救急搬送者数を調べたデータである[20]。ここでは、7日間の平均最高気温と熱中症による救急搬送者数の関係を示している。気温で30℃を超えると急増しているのがわかる。また、8月の終わりにも残暑と呼ばれる真夏日が散見されるが、熱中症の発症は同じ気温の6～7月と比較すると減少することがわかっている。すなわち気温の上昇のみならず、高い気温が継続すること、そして急に気温が上昇すると熱中症は増加するようである。しかし、暑さに慣れてきた頃には、気温が高くなっても熱中症の発症は夏の初めほどにはならないと考えられる。

ここで、最初に述べたシンガポールとの比較の話題に戻ろう。日本とシンガポールとの違いは、季節変動の大きさである。欧米の熱波による被害や、日本で初夏から盛夏に起こりやすい熱中症は、今まで暑さに慣れていない状態に、突然、暑さがやってくることにある。身体的な慣れのほかにも、衣服の準備や社会的な対応の遅れも関係するだろう。実際、季節変動に対して、適切な衣服の選択は時差があるという研究結果もある。また、シンガポールでは、熱中症対策として、とりあえず水を飲みなさいという啓蒙がなされている。日本でも飲み水の熱中症予防の効果が周知されつつあるので、飲水のタイミングさえ遅れないようにすれば一定の効果が得られるであろう。統計上の熱中症の数を減らすには、環境を変えること、すなわち、空調の整備がもっとも有効である。しかし、この対策のみでは熱中症による不幸な事故をなくすことは実はできない。

熱中症の原因の一つに、急な気温変化がある。カラダが暑さに慣れると熱中症のリスクは減少する。

熱中症の分類

日本ではあまり周知されていないが、発症の年齢分布、あるいはその原因から熱中症は大きく二つに分類される。そして、この二つの熱中症は、まったく別のものだと考えて対応したほうがよい。その一つは、「古典的熱中症」と呼ばれる。古典的熱中症は、乳幼児や高齢者が被害者となることが多い熱中症である。原因は気温の上昇である。乳幼児や高齢者は、簡単にいえば、体温調節能力の弱い人グループである。彼らが、暑い環境にさらされることで発症する熱中症である。環境因子に強く影響を受け、先に述べた熱波、真夏日や猛暑日のような気温の上昇に対して適切な環境への対策が取られないときに生じる。体温調節のキャパシティーを超えるような場所に長く居続けることで発症する。

古典的熱中症は、安静時や就寝時における発症が多い。発汗や皮膚血管の拡張など正常な体温調節反応が起こっていないわけではない。顔の紅潮（皮膚血管の拡張）、多量発汗を伴っている場合が多い。ただし、発見されたときには重症で、病院に搬送されても不可逆的な転機を取る場合が多い。基本的な原因として、暑さに対して自ら行動すること（適切な衣服を着たり、空調をつけたりすること）ができないことがある。そもそも空調がなかったりする。高齢者は、暑さに対する感覚が弱かったり、乳児は自分で退避することができない。高齢者が季節に合わない厚着をしたままで生活していたり、一人暮らしの自宅に行くと夏も近いのにコタツに入っている（さすがに中のヒーターは切っておられるが）のにときどき遭遇する。最近の天気予報では、冬や春先に適切な衣服を推奨したりしている。「夜は寒いので、上着は忘れずに持っていきましょう」などと親切なアナウンスをしている。「今日はTシャツ1枚で暮らし、帽子を忘れずに、夜でも空調が必要な日です」とかいってもらえれば、随分と違うのにと思う。ヨーロッパでの熱波における被害者の多くも高齢者であり、主たる原因はクーラーが家にないという単純なものであった。北米の一部の地域では、熱波に際して、クーラーが家にない場合は、ショッピングモールなど空調のある場所への避難を、コミュニティーラジオなどで勧めているようである。

乳幼児や高齢者は、極端な環境に対応する能力はない。体温調節機能が、そこまで強くはない。また、体温の上昇に対する臓器、組織、細胞レベルの耐性が低いと考えられる。このため、健康な成人ではなんでもないような体温の上昇が、乳幼児や高齢者では強い熱負荷になることもあり、熱中症の重篤化の原因となる。

もう一つのタイプの熱中症は、「労作性熱中症」と呼ばれる。健康な成人に起こることが多い熱中症で、運動や肉体労働がきっかけとなる。気温や湿度などの環境因子は、労作性熱中症の発症頻度を上昇させ、増悪させるが本質ではない。本質は、急速な体温上昇と遷延である。極度の暑熱環境でなくても発症は認められる。労作性熱中症の原因は、体温調節反応による熱の放散と、運動や肉体労働に伴う熱の産生のバランスの異常が急速に起こり、その状態が遷延することにある。運動時のいわゆる頑張りすぎや、運動時の不適切な衣服の選択（サウナスーツなど）、労働に必須な装置や衣服（ヘルメットや防護服の着用）も、この熱の放散と産生を容易に乱す原因となる。

一般的に、労作性熱中症に比較して古典的熱中症は致死率が高く、前者は3～5％に対して、後者は報告によって大きな違いはあるが10～65％である。この原因として、労作性熱中症になってしまうグループは、もともと活動性が高く日常的に体温が上昇しているため、体温調節能力や組織や臓器の熱への耐性が高いと考えられる。

熱中症は古典的熱中症と労作性熱中症に分類される。前者は熱波などの環境因子の影響により、後者は、環境因子とともに運動や労働がきっかけとなる。また、古典的熱中症では乳幼児や高齢者が犠牲者となるが、労作性熱中症では健康な成人が多い。これら二つの熱中症は、別のものとして対処していく必要がある。

熱中症分類から熱中症を考える

熱中症の診断基準はない。いくつかの学会や組織が熱中症に伴う症状を示しており、これをもとに熱中症に見られる症状や重症度分類がなされている。表7－1は、日本医学会が提唱しているものである。[21]

熱疲労は、大量に発汗して著しい脱水状態になることにより生じる。症状として、

表7-1　熱中症の重症度分類（日本医学会）

項目		備考
熱中症		暑熱障害による症状の総称
（軽症）	熱失神	皮膚血管の拡張により血圧が低下し、脳血流が減少して起こる一過性の意識消失
	熱虚脱	
	熱痙攣	低Na血症による筋肉の痙攣が起こった状態
（中等症）	熱疲労	大量の汗により脱水状態となり、全身倦怠感、脱力、めまい、頭痛、吐気、下痢などの症状が出現する状態
（重症）	熱射病	体温上昇のため中枢神経機能が異常を来たした状態
	日射病	上記の中で太陽光が原因で起こるもの

脱力感、倦怠感、めまい、頭痛、吐き気などを生じる。この文章を読むと単なる脱水症との区別はつかない。また、運動時に見られる高体温が継続しても、高体温に基づくと考えられる疲労感が生じる。熱失神は、皮膚血管の拡張や脱水による循環機能の不全である。脳への血流が減少し顔面蒼白、全身の脱力感、めまい、失神などを生じるとされる。熱痙攣《けいれん》は、大量発汗に伴う電解質異常、これによる足、腕、腹部の筋肉の疼痛《とうつう》、痙攣などを示す。熱射病は、異常な体温上昇（時には40℃以上）によって中枢神経障害をきたした状態をいう。意識障害などの脳神経の症状が見られる。日射病は、現代の医学用語として適当な言葉とはいえない。

これのみを読むと、熱中症は他の病気とは異なる独立した病気ではないことがわかる。積極的な体温調節が熱の負荷に対して、だんだん追いつかなくなる過程の症状だということがわかる。しかし、追いつかない状況が遷延すると、体の異常が次々に生じ、多彩な症状を示してよくわからなくなる。基本的な熱中症対策は、こうなる前に気づき、対処すればいいだけなのである。

日本救急医学会[22]（「熱中症診療ガイドライン2015」）により、熱中症はⅠ～Ⅲ度に分類されている（表7－2）。日本救急医学会の分類ではⅠ度になる熱痙攣は、熱中症から除外する分類もある。ここでも、「重症」を決定づける要因は脳神経の症状である。脳神経の症状は多彩ではあるものの、検査を行わなくても簡単な観察から見てとることができる。意識障害はもちろん、ちょっとした見当識障害（たとえばマラソンの競技会で自分のつけているゼッケン番号がわからない、レースが終わって指示された更衣場所に向かえないなど）でも、神経症状が出ている重要なサインとなる。Ⅲ度の熱中症では熱産生と放熱のバランスの異常のみでなく、体温調節反応そのものの異常が生じていると考えられている。

臨床医学の立場から、熱中症の症状や分類が提示されている。初期の熱中症は、体温調節を行おうとするカラダの正常な反応に伴うものである。安静や点滴などさまざまな方法があるが、大事なのは初期対応である。脳神経の症状が出ていたら、それは重症の熱中症である。

表 7-2　熱中症の重症度分類（日本救急医学会）

	症状	重症度	治療	臨床症状からの分類
I 度（応急処置と見守り）	めまい、立ちくらみ、生あくび 大量の発汗 筋肉痛、筋肉の硬直（こむら返り） 意識障害を認めない（JCS＝0）		通常は現場で対応可能 →冷所での安静、体表冷却、経口的に水分と Na の補給	熱痙攣 熱失神
II 度（医療機関へ）	頭痛、嘔吐、倦怠感、虚脱感、集中力や判断力の低下（JCS ≦ 1）		医療機関での診察が必要 →体温管理、安静、十分な水分と Na の補給（経口摂取が困難なときには点滴で）	熱疲労
III 度（入院加療）	下記の 3 つのうちいずれかを含む。 (1) 中枢神経症状（JCS ≧ 2、小脳症状、痙攣発作） (2) 肝・腎機能障害（入院経過観察、入院加療が必要な程度の肝または腎障害） (3) 血液凝固異常（急性期 DIC 診断基準〔日本救急医学会〕にて診断）→ II 度のなかでも重症型		入院加療（場合により集中治療）が必要 →体温管理（体表冷却に加え体内冷却、血管内冷却を追加） 呼吸、循環管理 DIC 治療	熱射病

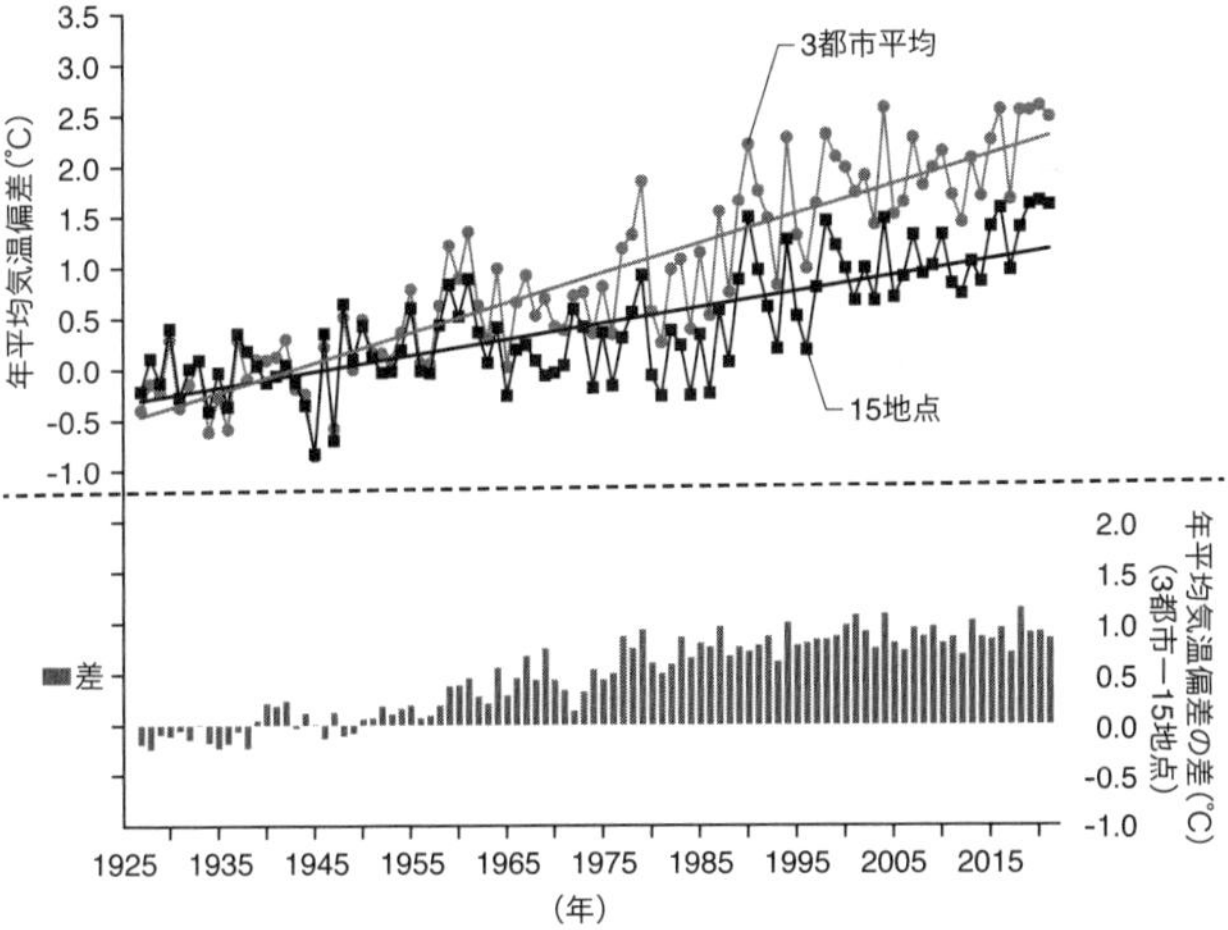

図7-5　1927〜56年の30年の平均値からの気温の推移（東京・名古屋・大阪の3都市平均と都市化の影響が少ない15地点の平均を示している）
気象庁ホームページ[23]より作成。

熱中症のリスク因子

暑くなると熱中症は増えるので、確かに気温の上昇は熱中症の大きなリスク因子である。しかし、それだけであろうか？環境因子を特徴づける、湿度、気流、輻射にも目を向けないといけない。都市では、建物や地面が熱を蓄積するコンクリートの巨大な塊となるヒートアイランド現象（輻射熱の増加、環境からの熱放散時間の遷延＝日が沈んでも暑い）を起こしている。図7-5はヒートアイランド現象の影響を受けていると考えられる東京・名古屋・大阪の3都市の平均と、影響が少ない15地点での変化を示している。[23] 基準となるのは1927~56年の平均気温である。大都市では、ほかの場所に比べ気温が上昇しているのがわかる。最近では、都市部の学校や運動施設においても、土の地面を舗装した上でラバーと人工芝を敷き詰めたグラウンドを使用したものが増えている。確かに雨が降ったあとでも、雑巾片手にグラウンド整備しなくてもいい。しかし、暑熱環境の観点からは理想的な環境づくりをしているといえるのか疑問である。

高齢者に起こる、古典的熱中症の発症に強く関与している要因として、持病と服薬の影響が大きい。とくに心臓や血管の慢性的な病気の影響は大きい。心不全、高血圧、糖尿病に伴う血管障害は発症リスクを増大させる。一方で、その治療薬の服用もリスク要因となってしまうことがあるので複雑である。健康な若年成人に認められる労作性熱中症においては、労働や運動の強度、そして環境要因が主たる原因である。ただし、いつものような環境で、いつものように労働や運動を行っていたのに熱中症になることがある。環境条件が悪く、たとえば体育の授業で、何人もの生徒が熱中症になり、救急車で搬送されたというニュースもときどき耳にする。一方で、同じ時間で同じような労働や運動を行っていたのに、そして同僚やチームメイトには強い異常を認めなかったのに、一人だけ重度の熱中症を発症することもある。飲水量の不足、睡眠不足、体調不良、とくに発熱を起こすような胃腸炎や上気道炎などの病気は、熱中症の重篤化につながる要因となることが報告されている。

熱中症のリスクを上昇させる医薬品、薬物としては、高血圧の治療に用いられるアドレナリンβ受容体遮断薬、利尿剤、アレルギー治療（花粉症やアトピー性皮膚炎）に用いられる抗ヒスタミン薬、24時間以内のアルコール摂取、ＮＳＡＩＤｓ（ステロイド薬でない抗炎症作用のある薬：アスピリン、イブプロフェン、ロキソプロフェンは、痛みのあるアスリートもよく服用している）が挙げられる。もってのほかではあるが、覚醒剤などの興奮性の薬物の使用は強いリスク因子となる。

熱中症のリスク要因は多くある。気温のみならず、環境に関わる湿度、輻射、気流は大事な要因である。高齢者では、もともと体温調節機能が悪いうえに、持病、とくに心臓や血管の病気は熱中症のリスクを上げる。病気の治療薬は、一方で熱中症のリスクを上げることもある。

熱中症対策

黒球・湿球温度、略してＷＢＧＴ（wet-bulb and globe temperature）は、国際的にもっとも用いられている環境指標であり、スポーツの現場の評価に用いている施設や団体も多い。熱中症、とくにフィールドでの熱中症予防のための重要なツールである

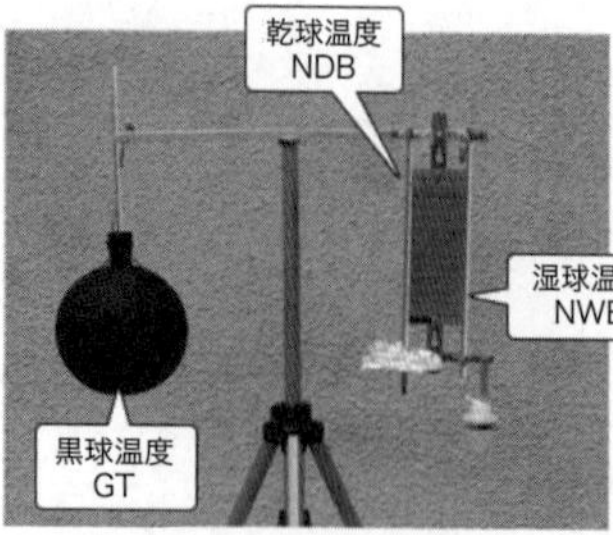

暑さ指数(WBGT)測定装置

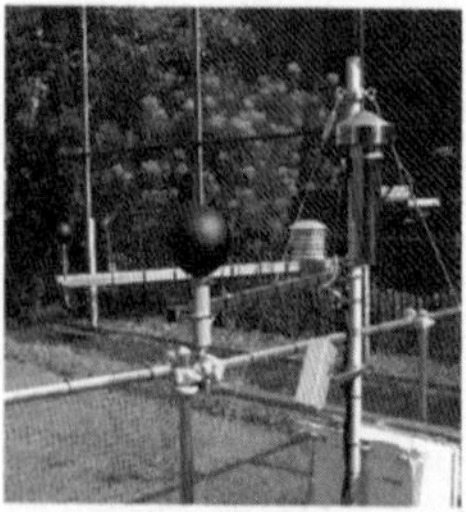

実際の観測の様子

図7-6　WBGT温度計
環境省ホームページ（http://www.wbgt.env.go.jp/doc_observation.php）より。

(図7-6)。最近では、個人が持ち歩き、自身の近い環境を把握できる小型のものも販売されている。WBGTは、乾球（dry bulb）温度、湿球（wet bulb）温度、黒球（globe）温度から、気温、湿度、輻射熱を評価し、指数化したものである。つぎの式で求められる。

WBGT＝0・7×湿球温度＋0・2×黒球温度＋0・1×乾球温度

この指数は、屋外での労働や運動時の暑熱環境を評価することを目的とするため、高齢者など個体のリスクが高い場合や、屋内の環境評価をするには適切でない場合もある。もともとはアメリカ軍の兵士が行軍の練習をする際の熱障害予防のために研究、開発されたものである。スポーツ協会では、この指標をもとに、屋外での運動の可否や、注意の程度の指標としている。また、日本気象学会では、日常生活におけるリスク予防のためのＷＢＧＴの利用指針を提示している。

ほかにも暑さに対する不快感を評価するとともに、熱中症のリスクを提示する Heat Index（ＨＩ、暑さ指数）、Humidex（体感温度指数、humid＋index の造語）などがある。この二つの指標は、われわれの暑さ感覚と熱中症のリスクが関連づけられており、生活の場で使いやすい指標であるともいえる。

環境に対する温度感覚は、通常、皮膚温度の変化で得られる。しかし、運動中は深部体温も上昇するため、暑さを感じていても的確な環境温度の判断は難しい。また、高齢者においては加齢による温度感覚の鈍麻、代謝の低下による寒がりの傾向があり、適切な環境温度（もしくは空調の設定）や衣服の選択が難しくなる。このため、先に示した環境を評価する指数の導入は必要であり、メディアからの気象情報だけでなく、活動および居住空間における情報を得ておくことは非常に重要である。

中等度から、重度の熱中症で必ず起こっていることは体温の上昇である。また、組織や臓器の障害は、細胞レベルの熱に対するストレスによる。このため、体温の上昇の強い熱中症でまず行わないといけないことは、カラダを冷やすことである。同時に、熱中症を疑えば体温を測定することが大事である。熱中症の重症度の程度を知り、とりあえず応急処置をして、効果的に体温が下がったかどうかを知るには体温、とくに

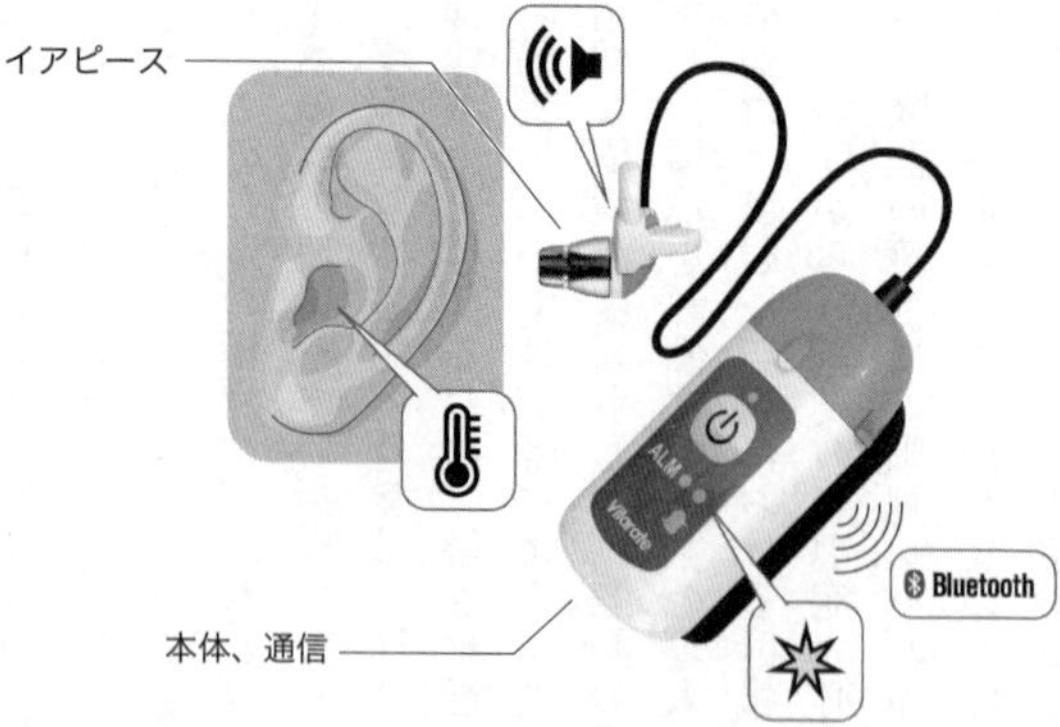

図７－７　新しい鼓膜体温計

コア温の測定が必須である。重症化した熱中症の場合、大量の発汗や過呼吸を伴うため体表からの測定、たとえば、腋窩温度や舌下温度からは正確にコア温を推定できない場合が多い。このため、食道温度や直腸温度など医療従事者に限定される測定方法が唯一の選択肢となる場合が多い。最近、わたしはこの問題を解決するため、鼓膜温度を連続的に測定できるデバイスを開発した（図７－７）。安静時のみならず、高温多湿環境での運動時にも安定した測定値が得られている（論文投稿中）。今後は、運動や労働の現場における検証を行う予定である。

氷水への浸水（ice-water immersion、通称アイスバス）は、非常に効果的な冷却方法である（図７－８）。体温が40～41℃に至るような重度熱中症に対して、現場で直ちに頭部

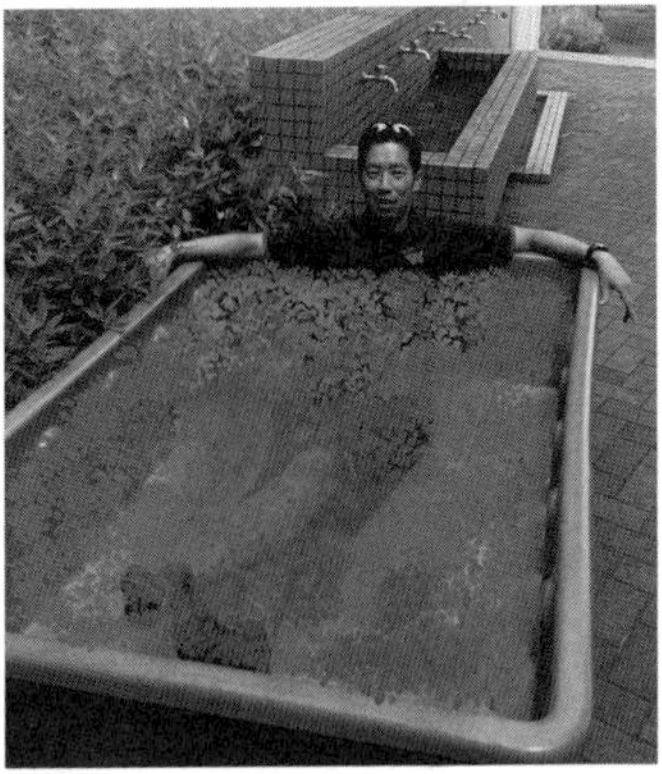

図7-8　アイスバス（イメージ写真）

以外の全身を氷水に浸し水を攪拌する、同時にタオルなどで頭部も冷やしていく。体温のモニターは必須で38・5℃を目安に冷却する。十分な回復が得られない場合には、医療施設に搬送する。皮膚からの冷たい温度入力でふるえが生じる可能性があるが（高い深部体温でふるえは、ある程度抑制されている）、十分な低温の水に浸すことで、産熱の影響を打ち消すことが可能である。このため、水ではなく氷水であることが必須である。高齢者や低年齢の小児に対しては、心血管系の負荷、低体温症などの問題があり、フィールドでの使用は難しい。

ほかの方法は、気化熱を利用した冷却である。皮膚表面に水をスプレイし、ファンで送風し気化させる方法である。高齢者や低年齢の小児で起こる古典的熱中症に対する現場での冷却方法として推奨されている。また、わたしたちも、運動間の休憩中の送風が、体の冷却に有効であることを実験的に示している。

最近の熱中症発症の環境リスク評価には、ＷＢＧＴが用いられている。熱中症の治療にはさまざまなものがあるが、体温を下げることが第一の目標である。

第8章 運動と体温

熱中症の一つに労作性熱中症がある。生徒や学生の熱中症による死亡事故の大部分は、この労作性熱中症である。基本的には運動するから熱中症になるわけで、一番簡単な対策は、暑ければ運動をしなければいいのである。人以外の動物でも熱中症になる。家畜として飼われているブタやニワトリも、おそらく熱中症になってしまって大量に死んでしまったという、とても悲しい新聞記事が出ていたりする。かれらの死因は、居住空間が暑くなり、逃げる術もなくなった状態での古典的熱中症によるものだと考えられる。

人以外の動物で、労作性熱中症はほとんどないだろう。なぜなら動物たちは、暑いと絶対に無理して運動をしない。よほど身の危険がある以外は運動をしようともしない。図8－1は、わたしの研究室で飼育している実験用マウスの1日の運動量を示している。マウスは、実は走るのが大好きで、起きている間は、ときどき休憩を入れて

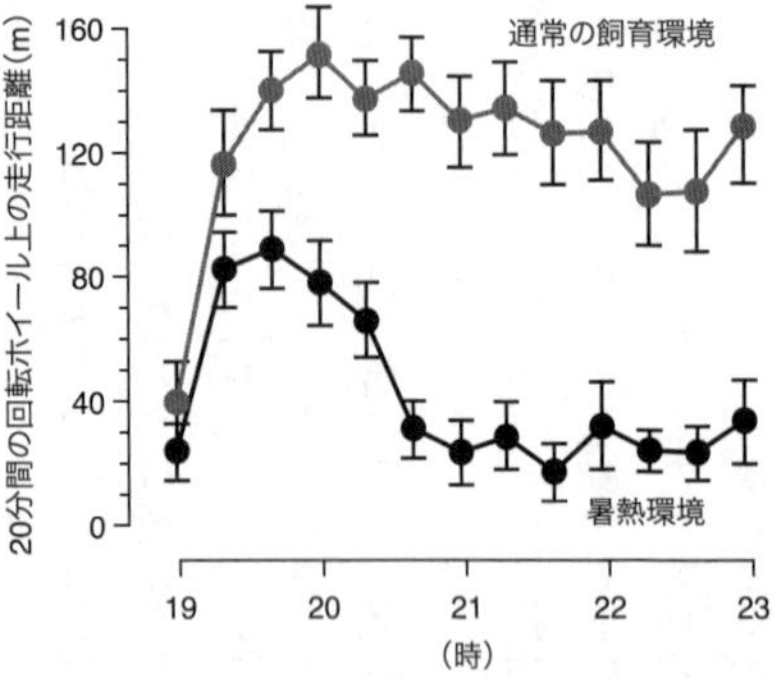

図８-１　マウスの回転ホイール上の走行距離

いるが、ほとんどの時間を走っている。走るといってもケージの中なので、回転ホイールを入れてあげて運動ができるようにしている。人の男性だと体重は60〜70kg程度が平均だろうが、マウスは、20〜40g程度の体重しかないので、人の1500〜3500分の1程度の大きさしかない。しかし、マウスは1日に4〜8kmぐらい走っている。わたしは、この本の原稿に追われて、最近デスクワークばかりしている。今日1日の歩行距離は6km程度しかなかった。飼っている犬の散歩に付き合うおかげで、やっと運動できている情けない状態である。どちらかというと、彼に散歩に連れていっていただいているのが正確かもしれない。マウスを見習わないといけない。ところが、マウスの飼育温度を5℃上げると彼らはほとんど動かなくなってしまう。体温は上がったりはしていないのに、大好きだった回転ホイールランニングをやめてしまう。マウスは単純なことだが、こうして暑さから身を守っているのである。

しかしながら、人はいろいろな事情で、暑いのにも関わらず運動し、労働をする。

いや、せざるを得ない状況に縛られている。少し考え直したほうがよさそうである。極度の暑熱環境での運動や労働がなぜ悪いのかを考えていきたい。中止をすれば一番なのだが、それでも運動や労働をせざるを得ない場合はどうすればよいのであろうか？

運動や労働は熱をつくる

心臓の疾患や腎臓の疾患など、特別のリスクを抱える人以外で、運動が健康に悪いなどと思っている人はいないであろう。実際、病気を持っていても、可能な範囲で運動を行うことがよいと考えられている。大手術をしても早期離床が推奨され、予後や合併症を防ぐとして可能な限りの運動が術後プログラムされている。運動は、どんな薬剤よりも、健康の維持やメタボリックシンドロームの改善に役に立つと主張する医師や運動生理学者は多いし、納得できる研究結果も提示されている。若い人にも高齢者に対しても、運動が健康の増進や維持に効果があるのは、共通した概念といえよう。心臓や肺の機能を増加させ、筋肉の質をよくする。関節の可動性を大きく維持して、腰痛や肩こりを改善するだけでなく、年をとってからの転倒事故も予防する。インスリンの分泌や、細胞のインスリンの感受性を向上させるしくみを活性化し糖尿病を予防する、あるいは改善させる。また、脂肪分解も向上させてくれて、ナイスバディを維持できる等々、運動は万能の薬だともいわれている。ただし、運動、とくに持久的な運動は、体の熱のバランスの維持、すなわち体温調節の観点からいうと、ときに大きな負荷となることがある。この負荷はときとして、体温調節反応では解決できなくなるのが熱中症の始まりになってしまう。

人がつくる熱を考えてみよう。仕事量や熱量の単位は、物理を習った人は覚えていると思うがジュール／秒（J／s）である。1ニュートン（N）の力で物体を1m動かせば1Jで、その作業が1sごとに行われれば1J／sである。ほかにもワット（W）で表されたりするが、人が行う仕事や熱量で一般の人たちに馴染み深いのはcal（カロリー）である。メタボを気にする人たちは、ランチのメニューの下に書いてある数値についている大事な単位である。°Fや℃と同じく古い時代からずっと使われ続けている、生活に密着した馴染み深い単位である。1日どれだけ食事をとったか、基礎代謝はどれだけか、ジムでワークアウトしたか、すべてcalで表されることが多い。calとは、1gの質量の水を1℃上昇させる熱量である。人の場合kcal（キロカロリー）で表す場合が多いが、省略してCalと最初を大文字にして表されるときもある。食事の熱量は、すべてを一気に燃やして水を加熱して、何℃上がるかを調べれば測定できる。

図8－2は、人の基礎代謝量の年齢変化を示している。基礎代謝とは、循環や呼吸など基本的な生命活動に必要な熱量である。摂取すべき食事量（＝熱量）は、この基

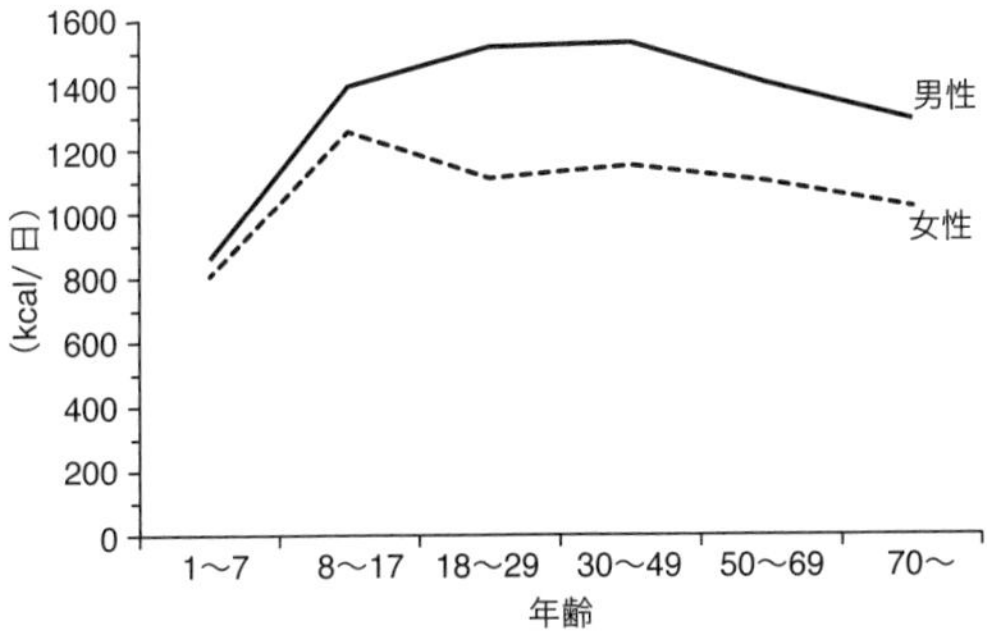

図8-2　基礎代謝量の年齢による変化

礎代謝に、どれだけの活動をしているかで決まってくる。たとえば20歳ぐらいの健康な男性で、毎日、軽い運動を1時間はしている場合、基礎代謝量＋活動に必要なエネルギーを踏まえて2500kcalの食事を摂る必要がある。私を含め大概の人は、この必要量に加えて余分に摂取してしまい、相撲の力士でもないのにカラダを大きくすることに邁進《まいしん》している。基礎代謝量は年齢によって大きく変化する。体の成長や、体の大きさ、男女でも大きく異なる。

　では、摂取した食事の熱量はどうなっていくのであろうか。これを示したのが、図8-3である。通常の生活、すなわち軽度の作業とデスクワーク程度の日常生活を行っている人を想定している。この人は、ストイックに必要摂取量だけ、毎日食べていると仮定して概算する。摂取エネルギーの60％は基礎代謝に用いられる。基本的に、基礎代謝はカラダの外向きの仕事には使われないので、最終的には熱になる。ついで、10％は食事誘発性熱産生と呼ばれる、摂取した食物の消化、分解の

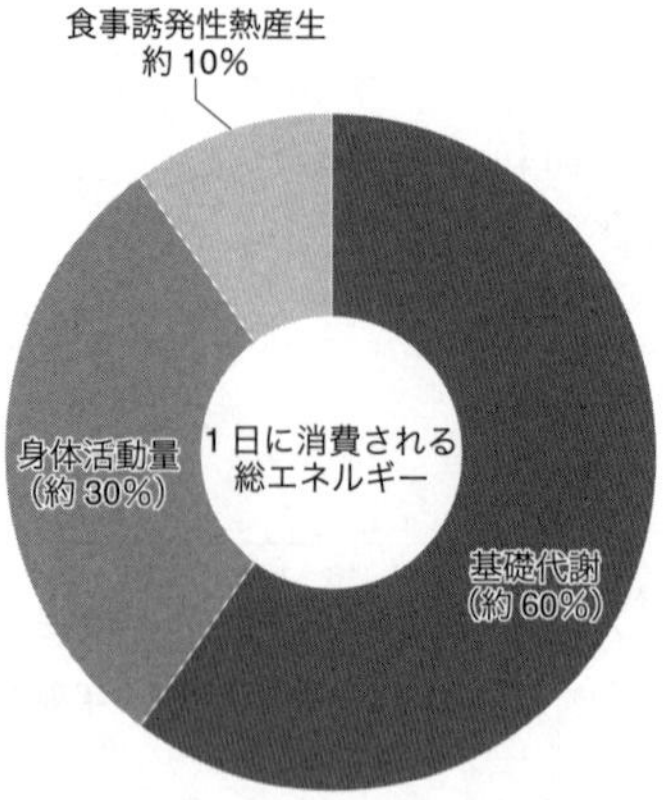

図8－3　エネルギーのバランス

過程で生じる熱である。残り30％が活動、すなわち外向きの（物理的な）仕事に使われる。ただし、この30％のうちの3分の1ぐらいは、筋肉を動かすことに用いられるため、これもカラダの中で熱に変わる。結果的に、摂取したエネルギーの約80％は熱に置き換わっているといえる。２５００kcal摂取していれば、２０００kcal程度は熱に変わっていて（50kgの人なら1日で40℃カラダの温度を上げられる熱量）、それを常に外に放出しながら、われわれは生きているのである。逃がすことができなければ、計算上37℃だった体温は、77℃に上昇してしまう。

われわれが、運動をする場合、外向きにする仕事というのは実はわずかである。動物というのは実に効率の悪い生き物である。エコには程遠いし、本当に食べるために生きているのだなあ！　と実感する。自転車はとてもエネルギー効率のよい乗り物といわれている。動力効率（使ったエネルギーに対して、仕事に使われる割合）が20～30％程度といわれている。それでも、使ったエネルギーのうち、70～80％は、人の中の熱あるいは自転車のパーツや道との摩擦熱となってしまい、最終的には環境へと放出しないといけない。

人は多くの熱を生み出している。摂取したエネルギーの80％程度は熱に変わってしまう。われわれ人はこの熱を逃し続けることで生きている。困ったことに、運動は筋肉で熱を生み出し、熱処理の問題をさらに増加させる。

運動時に人がつくる熱の評価

人の産生熱量を推定する方法がいくつか存在する。屋外で運動や労働をする場合には、環境の評価とともに、どの程度の熱の負荷がかかっているかを知る指標になる。実験室で測定する場合には、「カロリメトリ」という方法がある。大がかりな装置であるが、部屋の中に人が入って測定が行われる。基本的な設計のものでは、部屋の周りを常に水で還流して室温を維持している。人から放出される熱のために、還流された水は部屋の出口に至るときには温度が上昇している。水の還流量と温度の上昇を正確に測定し、人から放出される熱量を測定するのである。ほかにも呼吸による水の蒸発や排泄による窒素の放出なども考慮して算出される。体温が一定に保たれている状態であれば、産生熱量＝放出熱量である。食事の終わりから十分時間が経っていて、食事の影響がなく、運動をしていなければ、この熱量から基礎代謝が計算できることになる。間接カロリメトリは、顔をマスクで覆い、継続的に呼気中の酸素消費量と二酸化炭素量を集めて測定し、消費したグルコースと脂質の量を推定するものである。グルコースは1gあたり4kcal、脂質は1gあたり9kcalとして計算がなされる。間接カロリメトリは、自転車エルゴメータや、トレッドミルの上で運動しながらでも簡単に測定できるので汎用性がある。最近ではデイパック型の小型の間接カロリメトリ用の機械もあるので、実際の運動をしながら測定することも可能になってきている。また、手技が煩雑ではあるが、安定同位体である重水素水を含んだ水を飲用させ、その後の尿を何回か採取し日常生活での数週レベルでの代謝を測定する方法も、最近は用いられている。

実験室で行われているような面倒な方法を用いなくても、さまざまな運動での産熱量は、安静時の熱量を基準として（1METと定義する）、その何倍が必要かを示す値（METs）として提示されている。若年者が軽~中程度の運動をした場合でも、産熱量は4METs程度にはなり、運動は大きな熱の負荷であることが容易にわかる。運動中は、環境因子（気温、湿度、気流、輻射熱、衣服など）の影響が安静時とは比較にならないほど大きくなる。運動は心臓や血管、呼吸器にも大きな負荷をもたらす。暑熱環境や運動中の体温調節に重要な汗は、一方で脱水のリスクとなる。恒常性の維持の観点からは、運動は体温調節のみならず、ほかの調節系の大きな変化を引き起こし、かつ体温調節との競合を引き起こす非常に厄介なストレッサーであるともいえる。ただストレスがないと生物は生きていけないと主張する論文もある。

運動によって生まれる熱は、実験的なカロリメトリという方法でも、METsという指標でも評価が可能である。暑熱下での運動では、環境の評価のみならず、どれだけの強度で運動を行っているかという評価も、安全対策には大事である。

運動時の体温調節の特徴

運動時の体温調節は安静時とは大きく異なっている。安静時に体温が上がれば、血液を皮膚に流して放熱を促す。それでも十分でなければ、汗をかいて蒸散による熱放散を促す。じっとしていて、大汗をかく場面はそれほどない。運動時に特別な体温調節の方法はない。ただ、運動をしているので血液は筋肉にも流れており、皮膚に余分に血液を流せない場合がある。同様に、汗は体液からつくられるので、脱水が起こりやすい運動中には、汗になる体液を十分供給できない場合がある。

繰り返しになるが、体には多くの温度センサーが存在している。視床下部の前部に存在する温度感受性神経、皮膚に存在する感覚神経である温度感受性のC線維、Aδ

線維が重要である。安静時、運動時にかかわらず、中心温度と皮膚温度の情報が、自律性の体温調節中枢である間脳の視床下部に集まり、体温調節は、ここを起点としておもに交感神経を用いて、さまざまな体温調節の効果器を動員して行われる。運動時の体温調節に特徴的なものは、これら温熱性要因（すなわち、カラダの温度センサーに作用する温度そのもの）に加えて、それ以外の要因、すなわち温度以外の要因によって体温調節が影響を受けることである。

運動をしていると、活動している筋肉へ大量の血液を流す必要がある（図8－4）。中等度以上の強度（息が切れるぐらい）の運動を継続していると、若い人なら心拍数が1分あたり140〜160回へぐんと増えている。個人差が大きいが、心臓が1回拍動すると80 mL程度血液が拍出される。このため、1分間で11〜13Lもの血液が拍出されることになる。安静時は4〜5L程度である。しかし、心臓からの血液の拍出を増やすだけでは実は不十分であり、肝臓や腎臓など内臓への血流を減少させて代償する。ただし、脳への血流は維持するように調節する（理由は簡単、脳血流が維持できないと失神して、そのままぶっ倒れてしまうからだ）。運動の長時間の継続は産生する熱量を増加させる。また、暑熱環境での運動は、増加した産熱量の放散を困難にする。体温が短時間で上昇しやすくなるが、これを防ぐ一つの方法が、皮膚血流の増加である。しかし、「運動＝筋血流の増加」である。運動中は、ほかの臓器への血流の節約まで行って、筋血流を維持し、運動の継続をめざすが、脳血流だけは維持される。ただし、皮膚血流については、脳血流のような例外にあてはまらず、内臓と同じ扱いを受ける。体温調節に必要な皮膚血流は、運動中は節約の対象とされる。このため、運動は、体温調節（熱放散反応）に強い影響を与える。

運動時には心臓から拍出される血液が多くなるだけでなく、その分布も大きく変

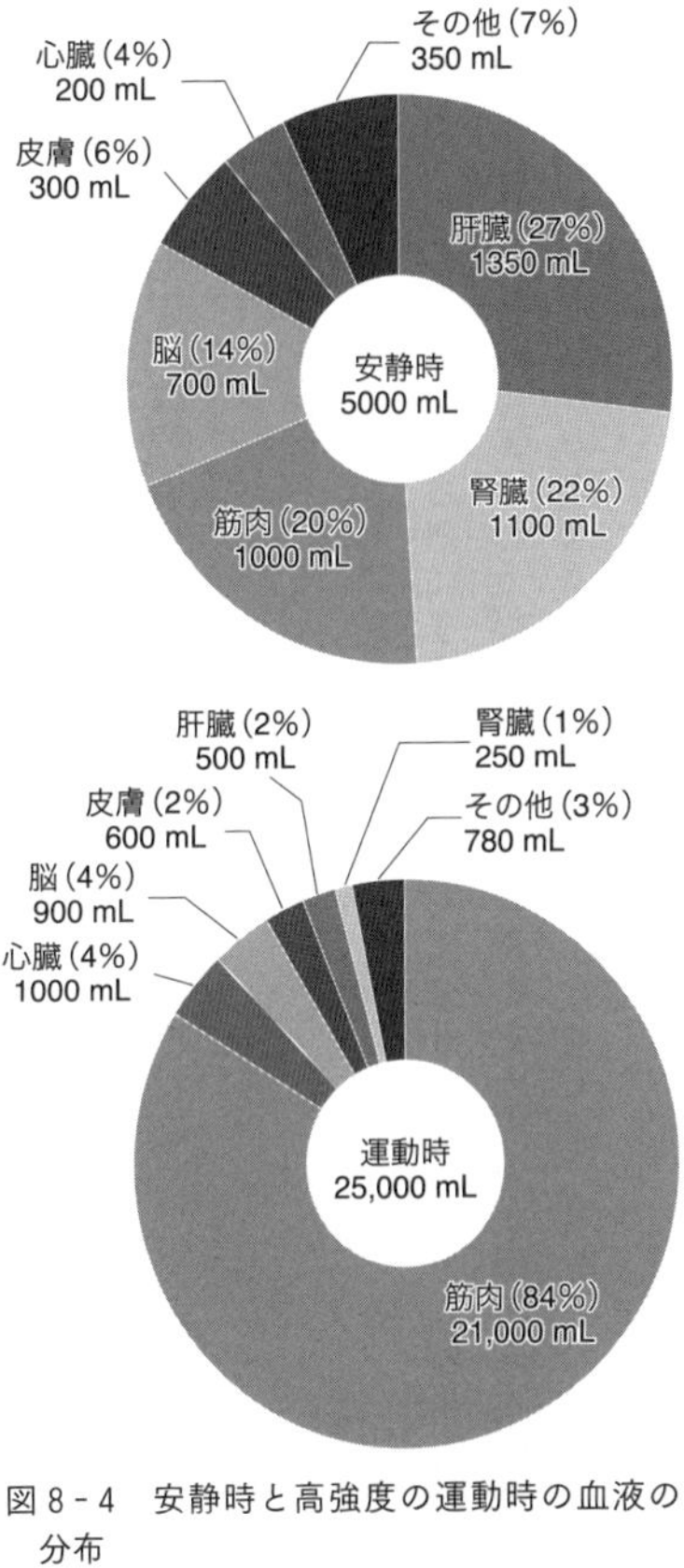

図8-4　安静時と高強度の運動時の血液の分布

わる。筋肉への血流の維持のために、肝臓などへの臓器の血流は節約される。一方で、脳への血流は維持される。皮膚への血流は、臓器への血流と同時に節約され、この結果、体温調節が安静時ほどにはできなくなってくる。

運動は体温調節を妨げる

皮膚血管の拡張は、安静時からのコア温の上昇とともに起こるフィードバック反応である。この反応を明らかにする方法として、図8-5のような解析方法がある[24]。横軸に安静時からのコア温の上昇、縦軸に安静時からの皮膚血管の拡張の割合を示している。これは、三つの異なる方法による実験を行ってコア温を上昇させている。一つは、安静にしながら、ふくらはぎまでの足浴を42℃で行うことでコア温を上げている。1時間少しはかかるが、42℃のお湯からカラダに入る熱の蓄積によって、0・5℃程度、コア温を上昇させる。残りの二つは運動をさせながらコア温を上げる方法である。ここでは、軽度と中等度の運動強度で体温を上げている。短時間で体温を上げるのにもっとも手っ取り早い方法は、強い運動をさせることである。運動強度や環境条件にもよるが、10分もあればコア温はすぐに1℃程度上昇する。これだけでも、運動は、カラダにとって熱の負荷になることがわかる。

この図から、たくさんのことがわかる。下肢温浴のときと軽度の運動では、コア温

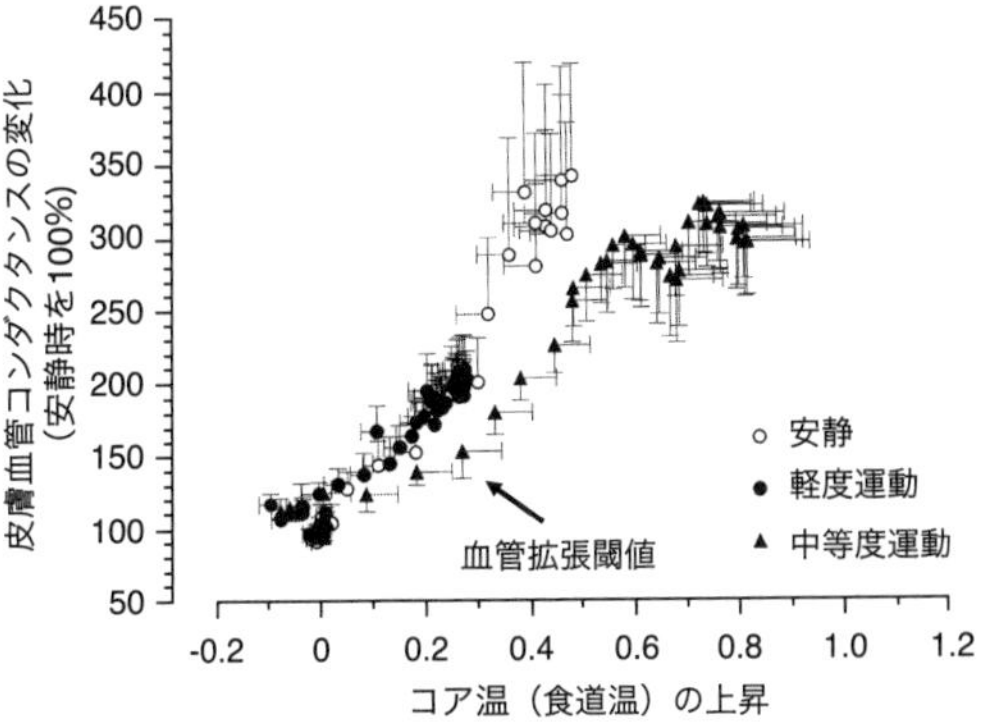

図８－５　安静時と運動時のコア温上昇時の血管の拡張の様子（コンダクタンス：血管拡張の程度を示す）
Takamata et al (1998)[24]を参考に作成。

の上昇の程度は異なる。しかし、コア温の上昇に対する血管の拡張の割合は（コンダクタンスという用語で示される）ほぼ同じであり、二つの関係は直線的である。すなわち、体温調節のフィードバック調節は、だいたい同じように起こっていることがわかる。しかし、中等度の運動を見ると様子が変わってくる。まず、コア温が０・３℃ぐらい上昇しても、皮膚血管の拡張の程度は、安静時や軽度運動時の４分の３程度である。また、コア温の上昇も大きく、安静時から０・８℃程度上昇している。もっと注目すべきことは、０・６℃ぐらい体温が上昇したところで、皮膚血管の拡張はほぼ最大に達して頭打ちになっている。このような皮膚血流増加による体温調節反応を抑制するしくみは、運動の強度、運動の継続時間、血圧、運動中の体液の平衡状態などの、体温以外の要因が強く関係すると考えられている。

運動強度が高くなれば、筋肉で必要とする血流は多くなる。それは、酸素や、筋肉に貯蔵されているグリコーゲンからの動員だけでは補いきれないグルコースの運搬、そして二酸化炭素や代謝産物の排出のためである。このバランスが破綻すれば、無酸素的な運動となり、筋肉の疲労が生じ、自ずと運動は停止する。バランスさえ取れていれば、人は運動を継続することができる。ただし、人の体にとって一番大切なのは脳である。運動の継続のためには、同時に脳の血流の維持が必須である。運動の継続をやめない限りは、体温調節がある程度犠牲になる（皮膚血流の抑制）。

発汗も運動時に重要な熱放散反応であるが、運動中は促進的に働くとされる。ただし、脱水が進むと安静時と同様、発汗は強い抑制を受ける。運動による熱の産生は大きく、平気で安静時の5～10倍になってしまう。これだけの熱を皮膚血流の増加で逃がすことはそもそも難しい。この際の熱の移動は、皮膚から空気である。以前に述べたが、空気の熱の伝導率は悪く、熱の移動を防ぐという意味では効率がよいが、熱の移動を促進するのは不得手である。また、運動の負荷が高くなれば、皮膚への血流分布は減少する。さらに、気温が40℃超えになったなら、皮膚血流はまったく役に立たない。それどころか、皮膚からの熱の吸収を促進してしまうし、そもそも余分な血液を皮膚に分布させてしまう。皮膚と空気との温度差は小さくなり、皮膚血流を増やす意味が減ってくる。

発汗は運動時の体温調節の重要なツールである。まず、熱の放散効率がよい。もし、気温が40℃超えになってしまったとしても、発汗による熱の放散が可能である。しかし、汗をかけば解決するかというと問題は複雑である。一つは湿度の問題である。汗はかいてではなくて、蒸発してはじめて熱を逃がすことができる。高湿度環境での発汗は、蒸発の割合を著しく低下させる。また、急速で多量の発汗は、皮膚表面に汗の水滴をつくる（図8-6）。玉のような汗、流れる汗は美しい青春のシンボルではあるが、体温調節の観点からいうと役に立たない汗なのである。このように、汗をかいていても、熱放散に寄与しない発汗を「無効発汗」と呼んでいる。また、環境の湿度が高くない場合でも、安全上、気密性の高い服装が必要とされる作業や、防具をつけるアメリカンフットボールのようなスポーツでは、衣服内環境が高湿度になり、無効発汗が増える。

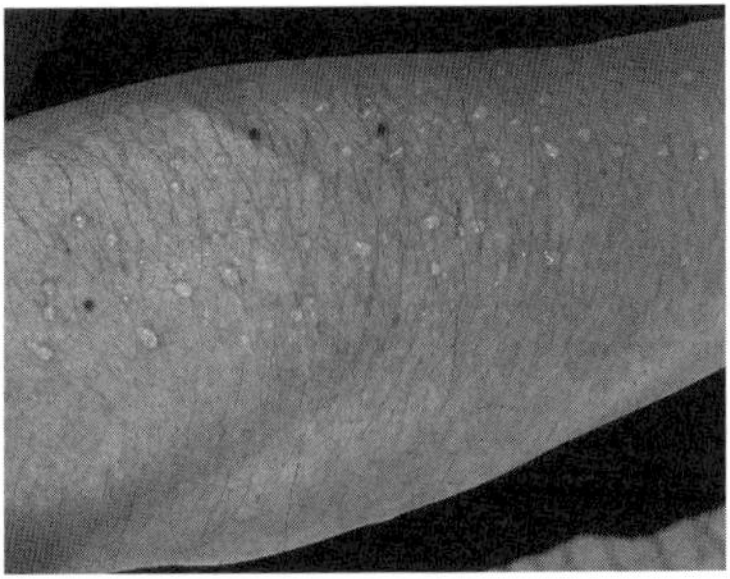

図8-6　無効発汗（玉のような汗）

汗は体表に出る頃は、個人差はあるが細胞外液（血液やリンパ液などの細胞をとりまく体液）の3分の2から2分の1のNaCl濃度となる。図8-7は細胞外液における電解質の濃度を示している。

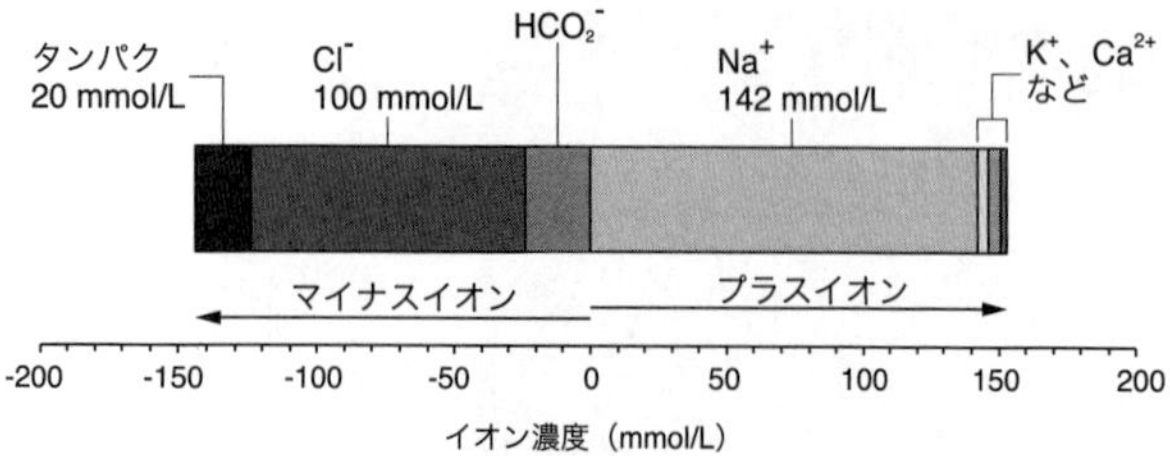

図8-7　細胞外液の電解質組成

汗は、ほかにもK^+などのプラスイオンを持つが、主たるプラスイオンはNa^+である。単位体積あたりの体液中に含まれる、さまざまな溶質（水に溶けている分子）の数の総和を「浸透圧」と呼ぶ。浸透圧は、別名「トニシティー（張力）」という言葉で表現されることもある。ある液体の浸透圧が、通常の状態の体液の浸透圧より低いと、この液体は低張であるという。逆に、浸透圧が高いと高張であるという。正常なら等張だ。なので、汗は低張の液体である。なぜ汗が低張かというと、蒸発による体温調節にNa^+は無関係、不要だからである。またNa^+は、体液維持のために必要な電解質なので、できるだけカラダは保持しようとする。

大量の発汗は体液、とくに水の喪失につながる。いわゆる脱水である。人が運動中に起こす脱水の原因は多量発汗である。熱中症の初期の症状は脱水である。話は少し戻ってしまうが、シンガポールの熱中症予防の啓蒙は、とりあえず水を飲みなさいである。確かに、これで多くの場合、熱中症の引き金は引かずにすむ。脱水は体重の3％程度で明確な症状が出始め、これは初期の熱中症の症状とまったく同じである。5%にもなるとかなり重症である。

発汗による脱水の場合、汗は低張なので相対的に多く水を失う。Na^+の損失に比べて多くの水を失うということである。カラダの側からいえば、Na^+はある程度保持されるが、水はたくさんなくなっていくということである。体液は減っているが、高張になっている。なので、水で補えば解決する。しかし、発汗が多量になってくると、汗のNa^+濃度は高くなり等張に近くなる。水を飲むだけでは体液は回復せず、Na^+の補給も必要になる。ただし、その頃には多くの細胞外液（血液も含む）を失っていることになるので、循環の調節がうまくいかなくなる。めまいなどの症状が起こる。電解質のバランスも崩れて、神経の障害や痙攣なども起こる。体は、体液の量を維持するため（脳の血流だけは守りたいので）、汗をかくのをやめさせてしまう。重症の熱中症の始まりである。

脱水になれば喉が渇くので水を飲めばいいというわけではなさそうだ。人の場合、高齢者でなくても、軽度の脱水には容易に陥ってしまう。実は体重の1～2%の脱水の場合には気がつかないことも多くある。このため、運動、とくに長い時間、暑い環境で運動する場合はコップ1～2杯の水を飲んでカラダの水が不足していない状態から始めることは重要である。安静時も運動時も定期的な間隔で飲水を行うことが勧められていた。しかし、競技者レベルでは喉の渇きに従って水を飲めばいいという考えもある。また、若くて健康だから、アクティブなアスリートだから脱水に対して口渇感が比例して強くなるとは限らず、個人差が大きいようである。やはり脱水の予想と、それに応じて飲水の摂取のタイミングと量をある程度スケジュール化することは重要であると考えられる。

ただ、次のような興味深い事例もある。比叡山延暦寺の千日回峰行をとげられた釜堀浩元《こうげん》住職のお言葉である。毎日毎日、比叡山の奥深い山を歩かれ（走るに近い）、礼拝堂を周り、真言を唱えながら寒い、そして暑い日も行をされる。その行の中にはお堂入りと呼ばれる断食、断水、不眠、不臥でお堂の中で9日間を過ごされる。断水がもっともお辛いはずなのだが、釜堀住職のお言葉が非常に印象に残っている。住職がいわれたのは、「（お堂入りでは）必ず脱水症になる。そして、寒いのか暑いのかもわからなくなる。こうやって麻痺させてもらえるから、一生懸命にお行に進むことができるかもしれない」というものである（カッコ内は筆者によって記載）。身体的にも精神的にも極限の状態で想像すら難しいのだが、非常に素晴らしいお言葉であり感動的である。一方で、脱水とはこういうことなのだと生理学者のわたしに教えていただいた気がした。脱水が起こると、暑さがわからなくなる。釜堀住職が経験されたほどの脱水でなくても、軽度の脱水でも、このような暑さ感覚の減弱が起こることを、われわれの研究でも実証することができた。

運動の継続には筋肉への血流の維持と、なにより脳への血流維持が優先される。運動中の体温調節のためには、適切な皮膚血流と発汗が必要であるが、強い運動強度や暑熱下での運動の際には、体温調節が犠牲にされてしまうことがある。

暑さに対する戦略

運動や肉体労働は大きな熱負荷である。これを継続して行うための手段は、熱を逃がし続けるしかない。とくに暑熱、高湿度環境においては、もう少し言葉を補うのであれば、無風や炎天下のビルやコンクリートで覆われた環境では、熱放散の効率は大きく低下する。ここで熱中症にならないように、元気で1日を終えるための対策としては、自分のいる環境を評価して察知する、労働や運動中の循環機能を安定させる（とくに脱水の予防）、体を効率的に冷やし続ける、熱に強い体をつくる（順化）が挙げられる。

ヒトは、暑いと思えばすぐに行動に移す。服を脱ぐ、水をかぶる、一番いいのはクーラーの効いた部屋で冷たいドリンク片手にリラックス。すべて行動性体温調節である。しかし、労働や運動の現場においては、行動性体温調節の選択肢がかなり狭くなる。

スポーツの場合は、服を脱ぐ、熱放散に適したスポーツウエアを選択する、水をかぶるなどの選択肢がある。しかし、労働の場合は安全上の問題などから、ヘルメットや防護服を脱げない場合が多い。局所的な送風による冷却、空調を効かせたブースの設置などによる工夫が進んできてはいるが、すべての職域で可能なわけではない。また、作業服に関しては、アイスベスト、ファン付きの作業服が開発されている。しかし、各々、冷却効果は長く持続しないことや重量の問題、快適感は改善するが冷却効果は弱いなどの問題は残っている。

暑熱負荷は、労働や運動時の疲労感覚とよく関係することが知られている。疲れたら休もう。それは作業や運動そのものの疲れのせいだけじゃないかもしれない！　ということである。

高いコア温や皮膚温は、同じ強さの労働や運動をしていても、疲労感を強めることが知られている。実験的に、同じきつさ（運動のきつさを表現するためのボルグスケールという指標がある）で運動を継続させて行わせる。測定するのは、コア温と皮膚温、ボルグスケール、運動強度のみである。運動強度はトレッドミルなら、走行の時速と傾斜角度、自転車エルゴメータなら回転数と回転の負荷を一定にしてコントロールする。被験者の申告するボルグスケールが一定になるように実験者は調節し、かつ記録する。

実験を進めていくと、同じボルグスケールを保っても、運動強度は時間とともに低下していく。簡単にいえば、バテる。このバテる要因として、たとえば筋肉にだんだん老廃物が貯まることなどがある。しかし、いちばん強く影響する因子の一つは、コア温の上昇である。コア温が上昇すれば、当然、体温調節反応によって血液分布の変化や体液の減少が起こる。だが、体温調節反応のみが疲労の原因とはいえないようだ。アメリカの研究者であるシュレーダー博士は、とても面白い研究を行っている。[25] 同じ実験をしながら、途中で被験者の顔をタオルで冷やしてどうなるかを見たのである。この結果、時間の経過とともに見られた運動強度の低下を防ぐことができたのである。同じ結果は、メントールを塗布することでも再現されている。前にも述べたが、メントールは、ハッカなどに含まれる成分で、皮膚の冷受容体を刺激する化学物質である。カラダを冷却しなくても、ちょっと冷たくて気持ちいいと思うような刺激で、暑さによる疲労感をある程度防ぐことが可能となる。しかし、体温そのものを下げるわけではないので、使い方を間違えないようにしなければならない。要は生命を守るために大切な温度感覚が騙《だま》されているだけなのである。

前の話は、われわれの温度感覚は実はいい加減かもしれないということを示すために紹介した。労働や運動を行うとコア温が上がるため、暑さが何によるのか、運動そのもののせいなのか、気温が高いのか、日差しのせいなのか判断がつかない場合が多い。暑さ感覚や疲労感などの主観に頼らないモニタリングが必須といえる。代表的なものは先に述べたＷＢＧＴで示された指数である。

脱水は強力に体温調節を抑制する。体温を調整するよりも、とりあえず脳は守ろうという反応である。このため脱水予防をするということは、運動時の高体温障害を予防するのと同じことである。高体温障害の予防方法として、カラダを冷やすさまざまな道具が注目を浴びている。運動前や運動中に胸のレベルまでの冷たいプールに浸かったり、送風したり、アイスベスト、アイススラリー（スムージーみたいなもの）の飲用など数多くの方法が提唱されている。

暑熱順化はまだ確立されていない暑さの対処方法であろう。暑さに慣れるという言葉の定義も曖昧な部分がある。実際、一流のアスリートでも、暑熱対策として積極的に暑熱順化トレーニングを取り入れている者は少ない。短期間（5～14日）の継続的な暑熱下での運動、温浴などの短期暑熱順化のプロトコールが提唱されている。しかし、実際どのような因子が暑熱順化を誘導するかはまだよくわかっていない。

労働や運動時の自分の暑さ感覚は実はあてにならない。さまざまなモニタリング技術を駆使することが、これからは大事である。

第9章

発達、老化、性差など

体温調節は自律性体温調節と行動性体温調節からなっている。自律性体温調節は、字のごとく自律神経によってコントロールされている。一般に、自律神経は20歳少し前まで発達が続くと考えられている。自律神経が関わるカラダの機能は多岐にわたるため、その評価は難しい部分がある。また測定方法も確立していない。最近、心拍を1拍ごとにモニターし（おもに心電図からのデータが使われる）、その1拍ごとの間隔（「R－R間隔」と呼ぶ）から自律神経機能を評価できる可能性が示唆されている。

図9－1左は、成長に伴うR－R間隔をビッグデータから解析したものである。具体的には5分間のR－R間隔のデータを採取し、その平均を取ったのがmeanNNという数値である。meanNN間隔が小さいのは、心拍数が多いことを示している。心拍数を決定するのは、カラダの大きさ、心臓自体の大きさ、自律神経によるコントロール、運動をしているときは筋肉で必要な酸素の量に依存する。カラダの大きさは二次

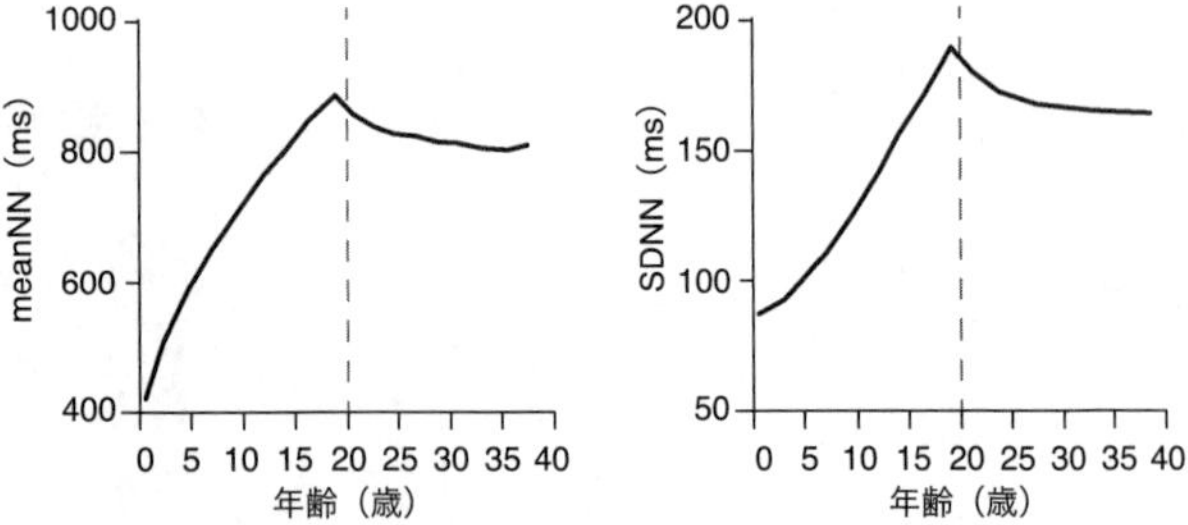

図９－１　心拍変動にかかわる因子と年齢による変化
大阪大学基礎工学部　清野健教授より提供。

性徴を過ぎたあたりには平衡になってくるはずである。ところが、meanNNは20歳の手前まで、右上がりに増えていっているのがわかる。データは、ほぼ安静時のものなので、この右上がりの変化は、心臓の自律神経によるコントロールを多く反映したものであると考えられる。

一方、右のグラフはR－R間隔の揺らぎ（SDNN）と呼ばれるものである。1拍ごとのR－R間隔と、先ほどのmeanNNの差を求め、5分間の標準偏差（ばらつき）を求めたものである。1拍ごとの心臓は厳密にいうと、同じ間隔で脈を打っているわけでなく、遅くなったり、速くなったりの揺らぎが生じる。揺らぎの原因はいろいろあり、たとえば呼吸や血管の硬さなどの影響を受ける。動脈硬化で血管は硬くなるのだが、緊張が続いて交感神経の活動が強くなっているような場合でも血管の硬い状態が続く。R－R間隔の揺らぎは、ストレスや、自律神経機能を包括的に評価することにも用いられつつある。この図は、自律神経機能の発達を間接的に示していると思われる。

子供の体温調節も同様に、発達期が終わるまでは成長を続けていると考えられている。このため、成人と比較すると劣るという研究もあるが、実験などの制限から不明な部分も多い。一方、高齢者は、老化によってその機能が衰えてくる。これらの、体温調節機能の変化は、子供や高齢者に古典的熱中症が多いことと密接に関わってくる。体温調節の違いの要因は、年齢のみではなく、性差によっても大きく異なってくる。女性の場合、そのライフステージ（女性ホルモンの分泌の影響が大きい）ごとに、体温調節が大きく変わり、年齢以外の要因が加わっているのが特徴である。

発達と体温調節

図９－２は、平成27年度の東京都内の熱中症の搬送者数を示している[26]。数からいうと、高齢者が一番多く、ついで成人、少年、乳幼児という順番である。しかし、人口比を加味して考えると、高齢者が飛び抜けて多く、成人と少年はほぼ同じということになる。発生場所は、高齢者では居宅で多く、少年の場合、学校や遊び場である公園が多い。発生当時の状況は推測に過ぎないが、いずれも極限環境というほどの暑さにあったとは思いにくい。また、少年の場合は運動や遊びの間だったと思われるが、そ

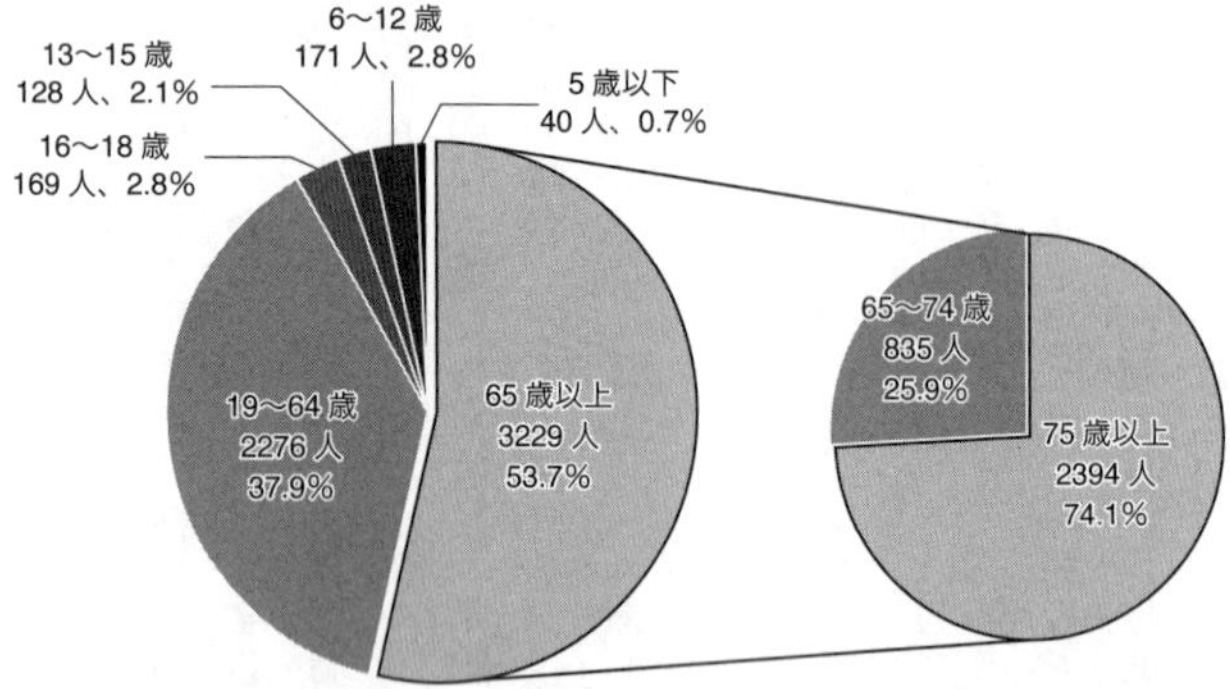

図 9 - 2　令和 4 年 6 月〜 9 月の東京消防庁による熱中症の救急搬送者数
東京消防庁ホームページ(26)を参考に作成。

れほど高強度の運動負荷があったとは考えにくい。むしろ、未発達な体温調節機能、体温調節機能の低下によるものが大きいと予想される。暑さが強くなれば、犠牲になるのは子供や高齢者であり、その原因も健康な成人とは異なるものとして考えなければならない。

暑さに対する影響を考えた場合、一番大きな要因はカラダのサイズである。当然、子供は身長も低く、多くは痩せている（最近では肥満の問題を抱える子供は増えており、子供の大きな熱中症リスクの一つと考えられている）。環境の温度に対する影響を考える場合、カラダの体積（通常は体重に反映する）に対する体表面積の割合で評価する。この値が大きければ、環境の温度変化に対して、カラダの温度が変化しやすいということになる。この際、カラダのつくる熱は考慮しない。では、成人と子供を比較した場合、どうなるであろうか。

体表面積の算出方法はいろいろ提唱されているが、身長と体重から簡易的に算出できる式がある。大人と子供で使う式は異なるが、身長170cm、体重65kgの成人の場合、体表面積は1・72㎡である。一方、小学校高学年の子供を想定して、身長140cm、42kgの子供の場合、体表面積は1・27㎡となる。ここで、体重に対する体表面積の割合を求める。おのおの264㎠／kg、302㎠／kgとなり、この子供の場合、成人より15％程度大きいことになる。体のサイズが小さければこの値はより大きくなる。

2022年の日本の夏で経験したような、日中の長時間、気温が体温より高くなるような場合、体温調節反応が起こらなければ、多くの熱がカラダの中へと向かうことになる。体重あたりの体表面積の大きい子供の場合、この熱は相対的に大きく、高体温のリスクにさらされる。子供のリスクは暑いときに限ったわけではなく、気温が低い場合には、逆に低体温のリスクにさらされやすいことになる。環境温度に依存する変温動物に近い。さらに子供では、体の中心部と環境の間の断熱材として働いている、筋肉や皮下脂肪の量が少ないため、比較的短時間で環境温度の影響をコア温に受ける可能性がある。

カラダに熱がたまった際の、放熱反応の一つは、皮膚血流の増加である。子供の場合、体重に対する体表面積の割合が大きいので、有効に皮膚血流量を増加できれば、熱放散の効率は高いということになる。ただし、諸刃の剣で、気温が体温より高くなると、体内に向かう熱を余計に増やしてしまう可能性がある。子供は成人より暑熱時の皮膚血流量が大きいと報告されている。思春期の前期、中期、後期で比較した場合、年齢の上昇とともに、暑熱時の皮膚血流量は減少していき、大人の値に近づいてくると報告されている。

幼児期の生育環境で能動汗腺数は決まると、先に述べた。能動汗腺とは、コア温や皮膚温の上昇があったときに、実際に体温調節のための発汗が起こる汗腺である。空調のない時代には、熱帯で育った子供は能動汗腺数が多く、寒帯で育った子供は少なかったと考えられる。温帯ではその中間ということになる。しかし、底冷えするような屋内空調がなされている熱帯の都市では、むしろ能動汗腺数の少ない子供が今、育っているのかもしれない。

この子供のときの生育環境の影響を受けた能動汗腺数は、子供のときの発汗の機能に反映するわけではない。その後の汗腺の機能に影響は与えるが、子供の発汗能力は一般に低いとされている。運動時や気温が高い場合は、発汗による熱放散が重要となる。子供が暑熱環境で高体温障害による犠牲になる割合が高い原因の一つは、発汗の能力が未発達のためであると予想されている。実際、子供の体表面積の発汗量は成人に比べて低い。また、汗腺一つ一つの発汗量を調べても低い。さらに、深部体温が上昇した際に、どれだけの発汗量が得られるかを調べて発汗のフィードバック調節を解析しても、子供の発汗能力は低いと結論づけられている。

ここまで述べて、今更何だといわれそうだが、子供がすべての状況で暑さに弱いのかと問われると明確ではない部分が大きい。実際に、中等度の暑さ（環境温度が体温より少し下回る32～35℃程度）では、体温の上昇が起こるものの、成人と比べてそれほど変わらないといった報告もある。これは、高い皮膚血流量でなんとか補っている可能性もある。しかし、体温超えのような極度の暑熱環境では、皮膚血流による熱放散に体温調節を依存する子供は、大きな循環の負荷を強いられることになると予想される。とくに運動時には、発汗による熱放散能が不十分であるため、強い皮膚血流への依存が生じると考えられる。このことは脳や重要臓器への血流障害につながり、熱中症の起点となることが予想される。たとえば、短時間の運動では成人と差がなくても、運動が長時間におよぶ、休憩時間が不十分、飲水ができていないといった要因は、子供にとってはより大きな熱の負荷につながる可能性がある。

子供は風の子、子供は汗っかきと呼ばれるが、実は環境の影響を強く受けているのが子供である。汗っかきの理由は、発汗機能が未発達なことに由来する。成長に従い、汗腺の分布は一様になるが、子供では偏在している。頭部や顔面は、体幹に比較して発汗量が多いため、見た目にごまかされてしまう。やはり、思春期が終わるまで汗腺の機能は十分とはいえない。子供が暑熱負荷を受けた場合、発汗は、その発達が進んだものから始まっていく。このため、局所的な発汗が進み、玉のような汗、流れるような汗をかいてしまうのである。無効発汗の増加である。また、Na^+の汗腺からの喪失も多く、体液の損失につながりやすい。

子供は、思春期が終わるまで体温調節の発達は続くと考えられる。また、小さなカラダは、環境の影響を受けやすく、暑熱環境においては解剖学的にも高体温に傾きやすい。

高齢者の体温調節

高齢者は子供と異なり、暑熱暴露時や運動時に皮膚血流量は十分に増加しない。この原因として、加齢に関係するさまざまな要因が挙げられる。一番大きな要因は、動脈硬化である。動脈硬化は、字のごとく血管が硬くなるとともに、内径が小さくなる。さらに、血管の伸び縮みの能力を極度に低下させる。さらに、血管に動脈硬化性の変化を与える疾患は、老化の影響を加速度的に進めていく。高血圧は動脈硬化で起こりやすいが、治療をしないと悪循環を起こす。高脂血症、高尿酸血症や糖尿病などのいわゆる代謝病、メタボリックシンドロームも同様である。動脈硬化は、皮膚血流増加や抑制の調節に必須である細動脈にも病変をきたす。厄介なことに、これらの疾患がコントロールされていたとしても、疾患の治療に使われる薬剤のいくつかは（交感神経遮断薬、利尿剤、抗コリン薬など）、体温調節に悪い影響を与えることが知られている。

持病や服薬をしていない、健康な高齢者であっても、知的機能や運動機能と比較した場合、体温調節に関しては、あまり希望的な研究結果が見つからない。もし読者で〝高齢者〟に該当する方がおられても、力を落とさず続けて読んでいただきたい。運動習慣を保ち、食事に気をつけることで動脈硬化を予防できるのと同様、体温調節の能力低下のスピードを遅くできるのは確実である。ただしつぎに述べる、少々がっかりさせてしまうような研究結果は事実としてあるので是非忘れずにいていただきたい。

体温が大きく上昇したときなどは、人の皮膚血管拡張は、血管拡張のための交感神経の活動によって行われている。最終的に一酸化窒素が産生され、皮膚血管は拡張する。一酸化窒素は、狭心症の発作が起こった際に心臓へ分布する栄養血管（冠動脈）を拡張させ、治療する薬にも関係している（いわゆるニトロ）。高齢者においては、体温上昇に対する血管拡張神経の活動は低下していることが報告されている。また、若年者と同じように血管拡張神経の活動が起こっていても、血管拡張は若年者に比べて劣っているといわれている。

高齢者は、体液量が低下している。とくに血液量が低下しており、いくつかの理由が挙げられる。一つは活動性の低下である。血液量は、日常の活動性に応じて変化することが知られている。あと一つは恒常的な脱水である。口渇感の低下による日常的な水分摂取低下、腎臓での水分再吸収能の低下などが挙げられる。しかし、単純に、トイレが近くなるからという理由で自らの飲水を制限しているような人たちもいる。これはよくない。暑さにさらされた場合、動脈硬化による皮膚血管への血流分布がもともと減少している状態に加えて、熱放散能力を下げてしまう結果になる。

高齢者の体温調節に関わる一番大きな問題は、心肺機能の低下である。もっとも顕著な変化は、われわれが自分で持っている心臓のペースメーカー機能の低下である。不整脈の治療のため、心臓にペースメーカーを埋め込んでいる人がいるが、正確には人工ペースメーカーと呼ぶのが正しい。これは別物である。成人においても、ペースメーカー機能に反映する最大心拍数は20歳前後でピークとなり（毎分200前後）、以後減少していく。運動習慣の有無にもよるが、たとえば70歳の男性の平均的な最大心拍数は毎分150前後となる。安静時の心臓の1回の拍出量を仮に70 mLで、若年成人同一と仮定すると、最大心拍出量は1分間で3・5L程度も差がついてしまう。このため、同じ強度の運動であっても高齢者にとっては、大きな負荷となり、皮膚への血液分布が制限されてしまう。同時に、同じ運動をしたとしても、体にたまる熱は、若年成人より多くなってしまう。

高齢者の体温調節のための発汗には、若年成人と比較して二つの大きな違いがある。一つは発汗量が絶対的に低下していることである。二つめは、年齢にかかわらず、発汗はコア温がある程度上昇してから始まる。この発汗が始まるコア温を「発汗閾《いき》値」と呼んでいる。この発汗閾値が、加齢とともに高くなってしまう。すなわち、暑い環境に長時間いたり、運動をして体温が上昇しても、汗がなかなか出てこず、発汗がやっと始まっても、その量は十分とはいえないというわけである。発汗量の低下の原因に関して、先に述べた能動汗腺数は、高齢者で減少しているわけではないようである。しかし、一つ一つの汗腺が産生できる発汗量の低下によると報告されている。汗腺自体の加齢による変化、コントロールしている交感神経、あるいは視床下部での温度感受性やコントロールの問題があると考えられている。

高齢者の熱中症の発生現場は、おもに居宅である。このことは、とくに体温の上昇に対する自律性の熱放散反応の減弱のみでは説明が難しい。高齢者の方が、自宅で熱中症で亡くなったニュースを聞くと、なぜクーラーをつけなかったのだろうと多くの人は思うであろう。寝たきりで家人が目を離した間の発生もあるだろうし、地域によってはクーラーの保有率が少ない場合もある。電気代の値上がりが原因で節約をされていたり、クーラーはカラダに悪いと信じられている高齢者の方もまだおられる。しかし、それだけが原因ではなさそうである。安静時の安定した体温の維持のためには、皮膚温度の変化に対する、迅速な自律性体温調節反応を必要とする。フィードフォワード調節、時間が経過するとコア温が上昇することを先読みして調節を始める方法である。このときに、コア温が上昇している必要はまったくない。高齢者は、フィードフォワード調節が十分でなく、常に体温が上がりやすい状況にあるのではないかと思われる。

高齢者の体温調節において、自律神経の応答、あるいは熱放散のための効果器そのものの機能が低下しているのは確かである。しかし、これらの変化は暑いのにクーラーをつける行動を選択しないことにはつながらない。フィードフォワード調節が十分に働いていなくても、コア温や皮膚温の上昇は暑さとして意識にのぼるはずである。この温熱感覚は、衣服を脱ぐ、扇風機を使う、部屋を出るなどのなんらかの行動性体温調節を引き起こすはずである。運動機能に障害があれば別の話であるが、高齢者の環境温度上昇に対する皮膚での温度感受性の低下も、熱中症の病因になっていることが予想される。

高齢者は、コア温の高低にかかわらず、全身の暖かさへの感覚が減弱しているとの報告がある。寒い環境では寒がりだが、暑くても、暑さを感じにくいということになる。日常生活の中で実感する高齢者の行動に合致している。しかし、この温度感覚の減弱は、暑い寒いと意識にのぼる温度感覚に限定されるかは明らかではない。

高齢者は子供と異なり、皮膚血流再分布による体温調節、発汗による体温調節とも劣っている。温度の感受性も、暑さを感じにくくなっていく。

女性と体温、性差と体温

カラダの構造や機能には大きな性差がある。女性の体温、そしてその調節も男性と比べて大きな違いがある。その原因は、女性の形態的な発達や女性特有のカラダの機能と同様に、性ホルモンがかかわっている。女性ホルモンは、女性の発育や妊娠などを大きく制御するとともに、女性のライフステージごとに変化する体温そのものや、体温調節に関わる問題にも大きく関係している。

この本の主題である、「気温の上昇」とは関係がないが、閉経期前後の女性は気温に関係なく強い暑さを経験することがある。この暑さは、実際の暑さと同様に、顔が紅潮（皮膚の血管の拡張）し、汗がどっと吹き出す。この症状は、閉経期周囲の女性を悩ませる更年期障害の一つとしてよく知られており、「ホットフラッシュ」と呼ばれる。ホットフラッシュは、のぼせ、動悸なども伴う。ちょっとした熱中症のような症状である。ただ、コア温が上昇して起こるわけではないので、皮膚血管の拡張や発汗は体温を下げることになる。暑さの次は、低い体温による不調が引き続き起こってしまう。

ホットフラッシュの原因として、女性ホルモンの一つであるエストロジェンが大きな役割を果たしている。更年期は、エストロジェンの分泌が減少する。また、単純に減少するだけでなく、分泌の変動なども生じており、問題の原因となっている。治療としては、不足しているエストロジェンを補充し、一定の血液濃度を維持することで、症状を緩和する方法がとられる場合がある。しかし、欧米と比べて更年期のさまざまな問題に対して、エストロジェンの補充療法を選択する割合は日本国内では少ないということ、またエストロジェンの補充による、女性に見られるがんの発症率の増加などへの危惧（実際にはリスクは、特別な条件以外では統計的にないと結論づけられている）から、治療がうまく進んでいない印象を受ける。

若年期の健康な女性においては、性周期（排卵周期）とコア温の変化がよく関係していることが知られている。毎日の起床時に布団の中で、コア温に近いとされる舌下温を測定する。これを毎日続けると基礎体温の変化が得られる。基礎体温変化により、自分の性周期を簡単に知ることができ、排卵がないなどの性周期の異常がわかる。不妊治療などにおいても、基礎体温の測定は最初のステップになる。図９－３に一人の健康な20歳台女性に測定してもらった、１ヶ月間の基礎体温を示している（筆者の研

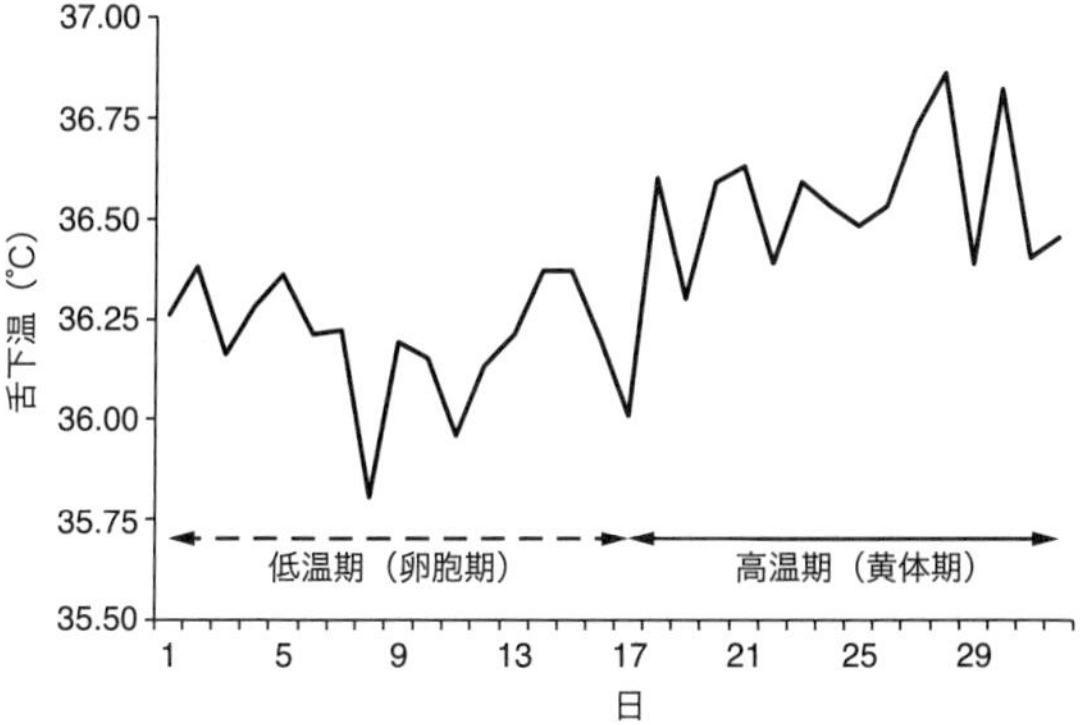

図9－3　毎日の基礎体温（舌下温）測定から見た女性の性周期

究室データ）。正常な性周期においては、基礎体温は0・5~0・8℃の振幅で変動する。黄体期《おうたいき》と呼ばれる時期には、女性ホルモンであるエストロジェンとプロゲステロンの血中濃度が高くなり、体温が上昇する（高温期）。一方、卵胞期と呼ばれる時期には、二つのホルモンの血中濃度は低く、体温が下降する（低温期）。このため健康な若年女性では二峰性の体温の月内リズムが見られる。

エストロジェンは、エストロン（E_1）、エストラジオール（E_2）、エストリオール（E_3）の3種類の総称である。この中でE_2がもっとも強い生理活性を持ち、生体内の主たる女性ホルモンであるといえる（図9－4）。図の三つの六角形と一つの五角形は、ステロイド環と呼ばれる。ステロイド環を持つホルモンは、ステロイドホルモンと総称される。筋肉

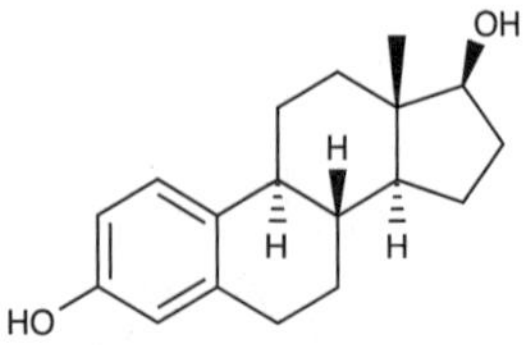

図9-4　エストラジオール

増強剤のドーピング薬として名前がよく挙がるのは、アナボリックステロイド（タンパク同化ホルモン）で男性ホルモンに由来している。エストロジェンは、卵巣からおもに分泌されるが、環境や植物中にも類似物質が存在する。環境エストロジェンや植物エストロジェンと呼ばれ、食事の中に含まれて摂取されると、実際にホルモンとしての作用が見られることがある。プロゲステロンは、卵巣の排卵後の組織から分泌されるステロイドホルモンである。妊娠中には胎盤からも分泌され、妊娠の維持に重要な働きがある。

性周期において、黄体期の体温の上昇および卵胞期の下降は、おのおのプロゲステロンの影響によって体温のバランスポイント（熱放散や熱産生からなる体温調節反応が最小になる体温）が上昇すること、エストラジオールによって体温のバランスポイントが下降するためであると単純に考えられている。

では、これらのホルモンの影響あるいは性周期に伴って、暑さに対する影響は変わってくるのであろうか。黄体期における熱放散反応が起こり始めるコア温を調べると、卵胞期に比べて上昇している。経口避妊薬としてのピル（プロゲステロンの効果に類似したプロゲスチンと呼ばれる薬剤とエストロジェンの合剤）を服用している人でも同様の結果が見られる。では、性周期やピルの服用の有無で、女性は熱中症になりやすかったりするのであろうか。運動時や受動的な温熱負荷時による熱放散反応、すなわち皮膚血流量や発汗量の増加反応について調べた研究がいくつかある。発汗量については黄体期と卵胞期の間で差がないとする報告が多いが、皮膚血流量は黄体期で増加するという報告が多い。しかし、とくに熱中症のリスクについて言及した報告はない。

性周期によって温熱感覚が変わることが知られている。先に述べたように温熱感覚は大きく温熱感覚（温度の分別感覚）と温熱的快不快感（温熱的な情動）に分類される。手掌が暖かくて気持ちいいと感じるような温熱的快感は、黄体期では高い温度になり、卵胞期では低い温度になる。着衣行動も変化が見られる。被験者に部屋に座ってもらい、段階的に室温を下げていく。被験者が、どの時点で上着を着始めるかを観察すると、黄体期では高い室温で見られることが知られている（すなわち寒がりになる）。

エストラジオールは、女性の血管の形態や機能の維持に密接に関わることが知られている。健康な若い女性では末梢血管の優れた拡張能力があることが知られている。この理由としてエストラジオールの影響が大きい。当然、暑熱に対する皮膚血管の応答にも影響を与える。しかしながら、エストラジオールは、諸刃の剣で、更年期以後

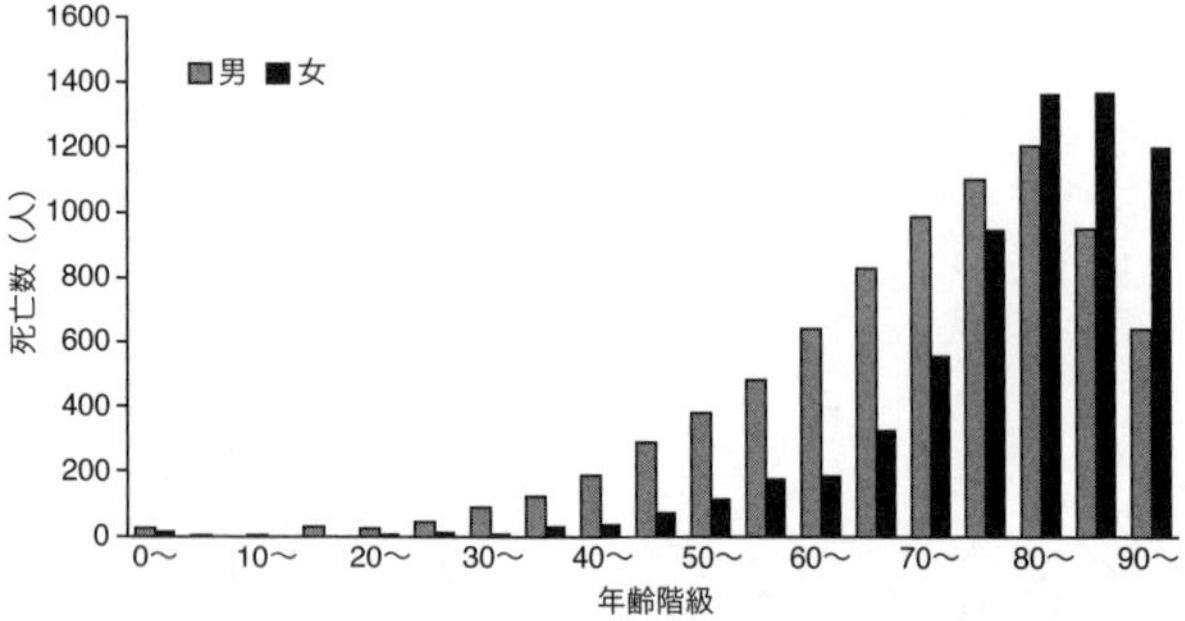

図 9 - 5　熱中症発症の年齢差、性差
環境省熱中症予防情報サイト(27)を参考に作成。

の血中濃度の減少により血管の拡張能の低下、血管の動脈硬化性の病変が急激に進行する。実際、女性の場合、更年期を境に、食事や運動不足などの影響によらない狭心症が増加し、注意喚起がなされている。

エストラジオールは、血管が血液に接触する部分の細胞層である内皮と呼ばれる部分に作用する。内皮細胞には、エストラジオールの受容体と呼ばれる結合部分があり、エストラジオールの結合とともに、一酸化窒素合成酵素を活性化する。これにより、一酸化窒素（NO）が生まれ、先の章で述べたように血管が拡張する。多くのエストラジオールが分泌される黄体期には、運動をしてコア温が上昇すると、卵胞期に比べて皮膚血流量は増加する。

女性の体温調節は、男性とは異なる特徴があることを述べた。では、暑さに強いのは女性か、男性か。興味はあるが、これは非常に難しい問題である。図９－５は熱中症の発症の男女の差を、年齢の推移とともに示した統計である。[27] これだけを見ると男性は労働年齢で女性より熱中症が多く、女性は閉経後に増加しているといえる。先に述べたエストラジオールの体温調節能力への影響を考えると、若年女性では暑さに強く、閉経とともに暑さに弱くなっていくといえるかもしれない。しかし、性差による労働の種類の垣根はなくなりつつあるが、とくに熱中症の発症の多い建築や建設などのいわゆる現場作業での労働人口は今でも大きく異なり、単純に比較することは難しい。体格や筋肉量、体脂肪量など、男女で一般的に見られる解剖学的な違いも体温調節に大きな影響を与える。

これらの要因をできるだけ排除した条件で、運動時の皮膚血流量と発汗量の性差を調べた研究がある。当然、男性のほうが体も大きく、筋肉量も多いので、絶対的な最大運動強度は男性のほうが一般的に高い。そこで、相対的な運動強度で比較する作業を行う。つまり、まず男性、女性おのおのの最大運動強度を調べるのである。実際には、心肺の機能を包括的に評価できる最大酸素摂取量を調べる。酸素摂取量とは、単位時間にどれだけ酸素を取り込むことができるかという指標である。どれだけ肺で呼吸ができるか、取り込んだ酸素を血液に受け渡せるか、心臓がどれだけ血液を拍出できるか、筋肉に分布する毛細血管がどれだけあるか、毛細血管から筋肉がどれだけ酸素を取り込めるかが、最大酸素摂取量を決定する要因である。つぎに、その最大酸素摂取量に対しての決まった相対強度での運動をさせるのである。たとえば80％の高強度で運動をさせる、あるいは30％の低強度で運動をさせて調べていくのである。高強度の運動においては、発汗量は男性が女性を上回るが、低強度運動では差が認められなかった。皮膚血流量については運動強度にかかわらず差がなかった。これだけからいうと、健康な若い男性のほうが女性に比べて、高い強度で運動をしているときには暑さに強いといえるかもしれない。

妊娠は女性のみの特徴である。妊娠初期には基礎体温は上昇し、以後、出産後に至るまで減少を続ける。出産後約12週で最低値をとり、以後、出産前の値に戻ってくる。これらの変化は、胎盤からのプロゲステロンの産生、妊娠後期から産生されるエストラジオールの血中濃度の変化による影響と予想される。胎児の産熱のため当然、外からの熱の負荷に対しては弱くなる。

女性の体温は、女性ホルモンの影響を強く受けている。女性ホルモンは、平熱のバランスポイントを変化させるとともに、暑さに対する体温調節反応に影響を与えている。

第10章 温度や暑さにかかわる分子や遺伝子

暑さに対する人や動物たちのさまざまな反応について述べてきた。この中で、暑さ対策として一番大事なことは、コア温を上げないということである。暑さに強いということの本質は、体温が上がらないようにするということである。環境の側面、個体の側面から対策はいろいろあるが、いずれもコア温が上昇しないようにすること、コア温が上昇しなくなることが、おのおの、暑さ対策のできた環境、暑さに強いカラダだといえる。決して高体温になっても生き抜く力を獲得するという意味ではない。動物によって多少の違いはあるが、たとえば人のコア温が40℃を超えてくると熱中症のリスクは非常に高まり、43℃に上昇してしまえば、重篤な生命のリスクとなる。しかし、地球上の生物を見渡すと、本当に暑さ（熱さ）に強い生物が存在する。たとえば、至適な生育環境が45℃以上の好熱菌と呼ばれる微生物が存在する。超好熱菌と呼ばれる、80℃以上でも繁殖する微生物もいる。これらの微生物は、とくに珍しいわけでも

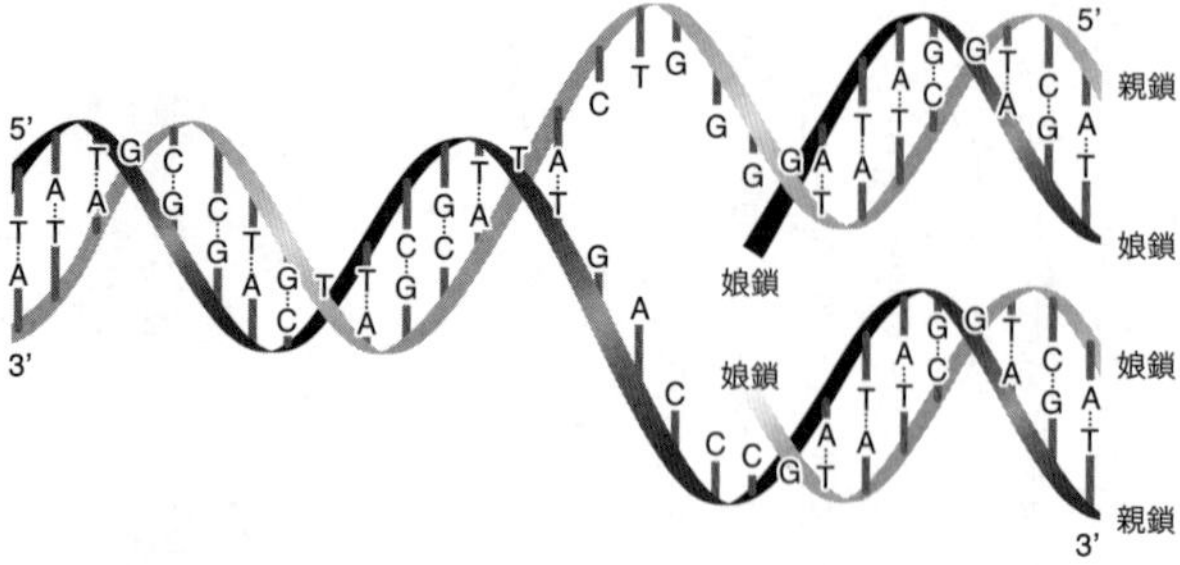

図 10 - 1　DNA の二重らせん構造の解離と複製

なく、日本でも箱根や伊豆の温泉の源泉の中に多く生育していることが確認されている。

一方で、環境や運動による代謝の影響を受けずに、自ら好んで高体温になる場合もある。われわれがよく経験するのは発熱である。ほかにも大きな手術の際に用いられる麻酔薬によって、体温が異常に上昇する疾病もある。「悪性高熱症」と呼ばれる病気である。継続的なストレスやうつ症状などの精神的な原因により、微熱程度の発熱が長く続く場合もある。

高熱に対する耐性や、環境や運動に起因しない体温の上昇には、いくつかの分子が深く関わっている。生物の中に含まれるさまざまな物質は、基本的に熱の影響を受けやすい。多くのタンパクは熱により容易に変性（組成や形態の変化）する。よく見られるのは卵白が固まる現象である。これは変性したタンパクが凝集したためである。遺伝にかかわるDNAの二重らせんは、遺伝子の複製の際に解離する（図10 - 1）。しかし、熱のストレスは、複製も行われていないのに解離、あるいは変性を生じさせる。酵素がなくても直接的な温度の作用により物質の分解は促進してしまい、コントロールが効かなくなったりする。

このような問題を解決するために、好熱菌ほどではなくても、いくつかの温度に耐えうるしくみを生物は持っている。逆に、発熱などは自ら高熱になることで感染症に対する防御を強めているのではないかと考えられている。これらのしくみを知ることで、真の意味で暑さに強い人間をつくることができるかもしれない。薬の服用、なかなか難しいと思うが遺伝子の人工的な改変などは、高温環境が生存にかかわる問題になれば選択をせざるを得ない方法なのかもしれない。

熱ショックタンパク

「熱ショックタンパク（heat shock protein：ＨＳＰ）」は、熱ストレスからタンパクを守る物質として知られている。タンパクはある一定の形に折りたたまれて、その機能を発揮する。正しく折りたたまれずに伸びた状態のものは変性したタンパクである。タンパクを正しく折りたたむよう導くのが「分子シャペロン」と呼ばれる物質である。ＨＳＰは分子シャペロンの一つである。ＨＳＰの機能の一部は、熱によって変性してしまった状態を元のように折りたたみ、あるいはタンパク同士が凝集した状態を元に

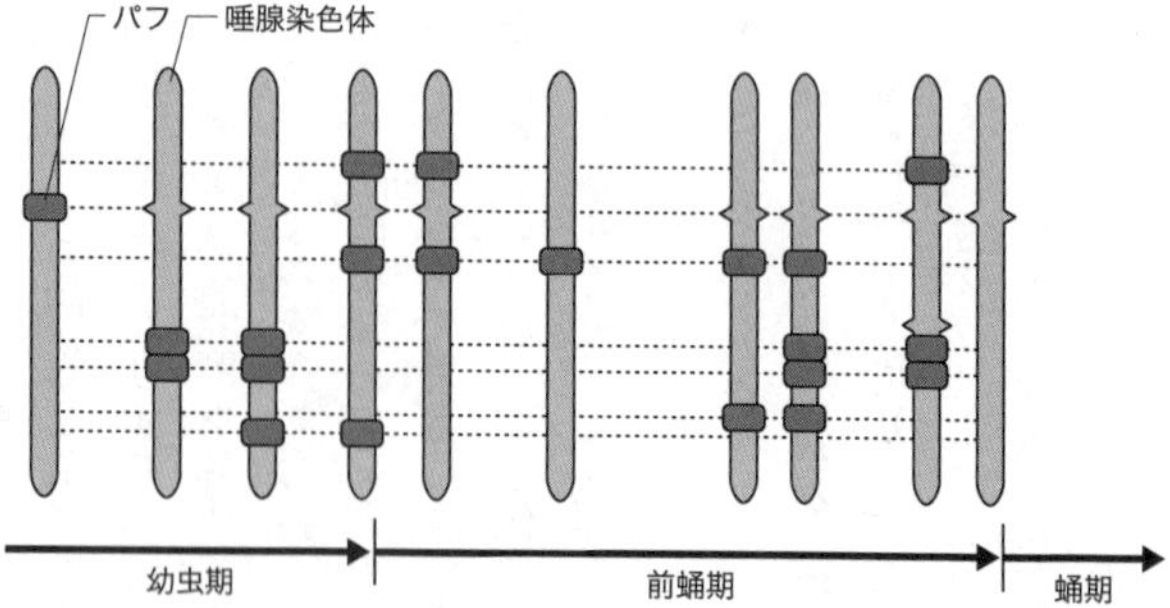

図 10 - 2　ショウジョウバエの染色体のパフ

戻す役割などを果たす。このため熱に対する、タンパクの品質管理をしているといえる。実際、ある種のHSPを卵白と混ぜて、熱を加えても卵白はドロドロとしたままで、美味しそうな白身卵はできない。ちなみにシャペロンとは、昔々ヨーロッパの社交界デビューする若い女性をお世話した人のことだそうである。

HSPは元々ショウジョウバエの唾液腺の染色体で見つかった物質で、暑熱ストレスをかけた場合に多く見られることが知られている。高校で生物を習った人なら覚えているかもしれないが、パフという幼虫や蛹《さなぎ》の染色体の膨らんでいる部分で見られる(図10 - 2)。ショウジョウバエは遺伝子の研究によく使われるが、実はわれわれの生活においても身近なものである。台所の流しの生ゴミ受けの掃除を少しでも忘れると、どこからともなく現れるコバエである。しかし、HSPは微生物から人まで広く認められ、熱のみでなく、たとえば炎症や感染など生体にストレスがあった場合の防御機構として重要な役割を果たしている。このため、人への応用をめざして、ショウジョウバエのような昆虫を使っても研究がなされている。ハエと一緒にするなと怒らないでいただきたい。ほとんど一緒なのである。

人の場合も暑熱負荷によって多くの細胞内にＨＳＰが産生される。またＨＳＦ-1（heat shock transcript factor-1）が、暑熱負荷に反応して、ＨＳＰの産生をコントロールしている。ＨＳＰの産生は、暑熱負荷がかかってから数時間以内に始まると報告されている。暑熱下の運動でもＨＳＰが増加し、暑熱のみ、運動のみによる増加に比べて相乗的に増える。このようなＨＳＰの増加がどのように、カラダの熱の耐性に関わるのか明確なことはよくわからない。なぜなら、生体では発汗量が増えるなど、生理学的な防御機構も強くなるからである。しかし、暑熱負荷によって細胞のＨＳＰが増加すると、低酸素や感染症などのストレスに対する耐性も増えることがわかっている。このため、暑熱への耐性増加とは、生理学的、そして細胞から組織レベルでも熱に強くなっていることを意味すると考えられる。

暑熱に対するＨＳＰの役割を見るうえで非常に興味深い研究がある。*Caenorhabditis elegans*（カエノラブディティス・エレガンス）という生物がいる。この生物を使った研究である。エレガンスというからさぞかし人に似たエレガントな動物かと思うかも

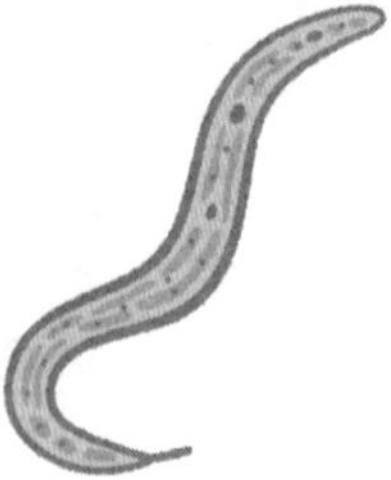

図10－3　線虫

しれないが、実は線虫、白い長さ1㎜程度の、土を掘ればどこにでも見つけられる生き物である（図10－3）。

ハエのほうがまだマシだと思われるかもしれないが、線虫はとくに脳科学の分野では非常に重要な生物で、神経細胞の特徴がすべてデータベース化され、遺伝子解析も終わっている。線虫の行動科学だってある。

この線虫を39℃の環境に10分置くと（もちろん変温動物であるカラダの小さな彼らの体温はすぐさまこの温度になる）、異常行動が起き、1日以内に4分の3以上は死んでしまう（熱中症？）。しかし、34℃の環境に30分だけ置く前処置を行うことで、格段に高温に強くなる。死ぬ確率は減少し、生き残ったものはすべて高温の負荷を与えなかったものと同じであった[28]。ところが、先に述べたＨＳＦ－1が欠損した線虫を使って同じ実験をすると、前処置を行わない個体と同じように死んでしまう。すなわち、ＨＳＦ－1さらに、ＨＳＦ－1の増加に伴うＨＳＰによって暑さへの耐性は獲得されると考えられる。

暑さへの耐性は、実は高体温にならないことである。しかし、最近の分子レベルの研究によって高温に耐えるしくみが発見されつつある。ＨＳＰやＨＳＦ－1は、この中でも重要なしくみであり、人への応用が期待される。

発熱――高体温に導くしくみ

発熱は、一般的に平熱より0・5〜1℃高い体温とされているが、明確な定義はなされていない。たとえば、人には体温のリズムがあり、朝方に低く夕方にもっとも高くなる。その差は人で0・5℃程度、実験動物であるラットなどでは1℃程度になる。また女性の場合では性周期に伴い、0・5℃程度の変化が見られる。これらを一種の発熱と見る人もいるが、一般的ではない。一般的には、感染症などの疾病をきっかけとした、体温のセットポイントの上昇であると定義される場合が多い。発熱の始まりは平熱から体温が上るが、いったん落ち着くと体温は定常状態になる。

発熱時の体温の上昇は、運動などをして体温が上昇する場合とは異なる。通常より産熱量は増加する。この点では運動と同じである。一方、熱放散は抑制されている。行動性体温調節に関しても同様で、寒さを感じ、厚着をしたり布団をかぶったりする。体温が上昇し、定常状態になる。その温度がセットポイント体温であり、体における熱の産生と放散のバランスが取れている。

発熱の意義はさまざまな点から証明されているが、著名なものはクルーガー博士の発表した実験である[29]。トカゲはもちろん変温動物である。変温動物では、通常の代謝

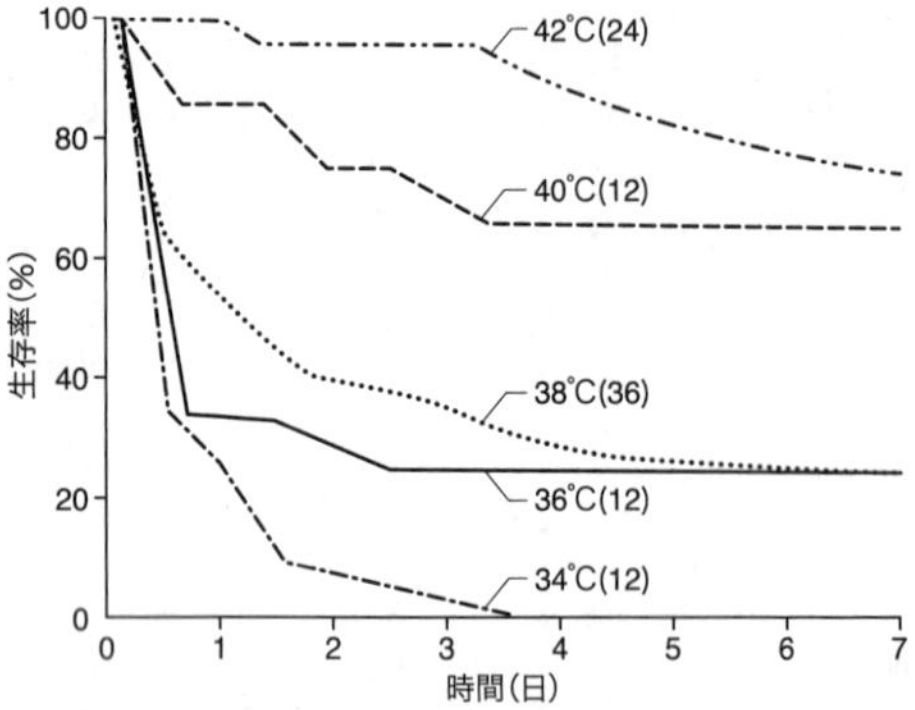

図 10－4　感染を起こしたトカゲの環境温度と生存率の関係
Kluger (1975)(29)を参考に作成。

や運動の過程で熱が生まれるが、能動的に熱を産生することはない。このため、自ら体温を上げて発熱はしない。クルーガー博士は、トカゲに細菌を投与したうえで、30～50℃の温度環境を自由に選択できるようにした。細菌を投与していないトカゲは、30～50℃の間を行き来しながら体温を調節する。しかし、細菌を投与したトカゲでは、50℃の環境をより長く選択した。さらに、細菌感染を起こしたトカゲを、その後34～42℃の間のさまざまな環境に置くと、42℃の環境で飼育した場合にもっとも生存率が高くなった（図10－4）。この実験は、変温動物を対象にしているとはいえ、体温を通常より高く保つ重要性を示している。

発熱のしくみは、分子レベルから詳細に解析されている。細菌やウイルスは感染症を引き起こす。多くの場合、発熱を引き起こすが、このような生体にはない物質や生物、あるいはその成分を「外因性発熱物質」と呼ぶ。有名なものは大腸菌の細胞壁成分であるリポポリサッカライド（ＬＰＳ）と呼ばれる物質で、強力な発熱物質である。よく問題になる病原性大腸菌のＯ１５７のＯは、このＬＰＳの一部の成分の特徴を示している。ＬＰＳは、これもショウジョウバエから発見されたＴＬＲ４という細胞にある受容体によって感知される。

ＴＬＲ４などによって感知された外因性の発熱物質は、細胞にサイトカインという免疫物質をつくらせる。サイトカインは、カラダにあるマクロファージなどの免疫に関わる細胞から分泌される。これらのうち、発熱反応に関わるものを「内因性発熱物質」と呼ぶ。

サイトカインは血流に乗り、脳に達する。脳、具体的には脳の血管の内皮細胞でプロスタグランディンE_2（ＰＧE_2）がつくられる。面白いことに、プロスタグランディンE_2は細胞の膜の成分であるリン脂質からつくられる（図10‐5）。悩ましい熱の最終的な原因は、自分の体の成分なのである。リン脂質は、ホスホリパーゼという酵素によって切り出され、アラキドン酸になる。アラキドン酸はさらにシクロオキシゲナーゼ（ＣＯＸ）という、これも酵素によってＰＧE_2がつくられる。ＰＧE_2は視床下部に作用し、セットポイントを上昇させる。われわれの服用している解熱剤の多くは、

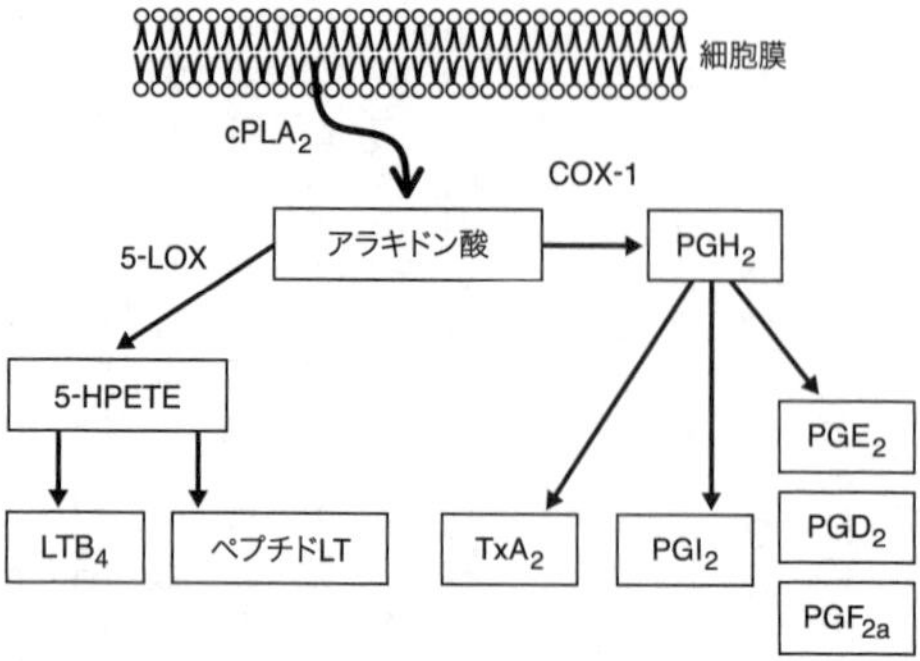

図 10－5　細胞膜からつくられる発熱物質

このアラキドン酸からPGE$_2$をつくる過程を阻害して発熱を抑える。強力な解熱剤として座薬などに使われているインドメサシンは、COXの選択的な阻害剤である。話はそれるがプロスタグランディンE$_2$は、脳だけでなく、脳以外の痛みや炎症にも関わっている。このため、多くの解熱剤は、消炎鎮痛剤としても働く。インドメサシンは湿布にも含有されている。

先にも述べたように、発熱はセットポイントの上昇と考えられている。この変化は、われわれの体温調節にも影響をあたえる。発熱の初期には、セットポイントの上昇に対して実際のコア温は低い。このため、われわれは寒いと感じる。服を着込み、布団をかぶって寒さをなんとかやわらげようとする。また、鳥肌がたったり、震えたりして、体から熱が逃げないようにしたり、熱をつくろうと反応する。これらは健康な状態で、寒さにさらされたときの反応とまったく一緒である。コア温が、これらの行動および自律性体温調節によって上昇すれば、なんとか落ち着くのである。発熱の完成である。

一方、発熱が治るときはどうだろう。このとき、セットポイントは平熱に戻る（解熱剤を服用したときも同じである）。しかし、コア温はまだ高いままなので、暑いと感じかぶっていた布団をけっとばし、急に汗が出る。コア温が、これらの行動および自律性体温調節によって平熱に下降すれば解熱するのである。発熱の際に気分が悪く食欲がないのは、ある種のサイトカインの影響で、コア温の上昇とは別物である。

発熱は、感染症などの外界の生物や異物から、自分を守る反応である。この反応は、異物にある外因性発熱物質、自身の免疫細胞から分泌される内因性発熱物質、視床下部で起こるプロスタグランディンの産生など、いくつかの分子が関わっている。解熱剤は、プロスタグランディンが介する最終的なプロセスを遮断して、体温を平熱に戻す。暑さ対策の観点からは、セットポイント体温を下げるしくみや薬剤の開発が有効かもしれない。

悪性高熱症

先にも述べた、悪性高熱症は、高体温による特殊な障害で、研究では熱中症と並んで議論になる問題である。熱中症と異なるのは、医療の現場で起こることである。きっかけは、手術の際などに用いる麻酔である。吸入（ガス）麻酔薬であるハロタンやイソフルランと呼ばれる薬剤、筋肉の弛緩剤であるサクシニルコリンと呼ばれる薬剤で誘発される。サクシニルコリンは現在、現場では使われてはいない。心拍数の増加や、筋肉の硬直とともに、コントロールが困難な高体温に進行していく。この治療には麻酔を中止して、同時にダントロレンという筋弛緩薬を早期に用いることが重要といわれている。

悪性高熱症の原因の一部は、筋肉の筋小胞体と呼ばれる場所からの過剰なカルシウムイオン（Ca^{2+}）の放出であるといわれている。Ca^{2+}の放出はⅠ型リアノジン受容体というしくみを介して行われ、筋肉の収縮に関わっている。悪性高熱症のリスク因子は、多くの場合、遺伝子の問題によって、Ⅰ型リアノジン受容体の感受性が亢進していることにある。実際、22種類の遺伝子異常が関わっていると現在まで報告されている。Ⅰ型リアノジン受容体の感受性亢進は麻酔薬の投与後、筋肉の細胞内に過剰のCa^{2+}蓄積、筋肉の強い収縮、結果的に代謝が亢進し、高体温になると考えられている。短時間で42～43℃の致死的な高体温になる場合がある。

この本は、麻酔学の本でも臨床医学の本でもないので、悪性高熱症に遭遇する読者はほとんどいないと思う。もしかしたら不幸にも手術のときに、この病気の被害者になることはあるかもしれない。実は、悪性高熱症と熱中症の関わりを示す報告がある。もし正しければ、重度の熱中症は、単なる熱のバランスの異常といえなくなる。薬剤を用いた治療につながるかもしれない。いくつかの大動物、たとえばイヌやネコ、ウマやウシには、同様に麻酔薬で悪性高熱症を発症する個体があると報告されている。また、この個体は運動や暑熱負荷で高体温による類似した症状を示すと報告されている（ただし、明確に熱中症と区別できるのかは怪しい）。残念ながら、人の重度熱中症の患者で、過剰な Ca^{2+} 放出と筋収縮が起こっていたという証拠は報告されていない。また、ダントロレンに、熱中症の治療効果は見いだされていない。薬や遺伝子治療で熱中症を治し、予防できる時代は少し先のようである。

悪性高熱症は、遺伝子の異常との関わりが示唆されている高体温障害である。手術の際に用いられる麻酔薬が誘因となるが、動物では暑熱や運動でも誘発されるといわれている。重症熱中症と遺伝子異常の関わりがあることを示唆する研究ではあるが、今のところ明確な証拠は示されていない。

おわりに　40℃超えの日本列島でヒトは生きていけるのか

体温の許容範囲という点では、非常に狭い温度の範囲でしか生きていけないのが人である。この本を読んでいただいて、そのことを実感していただければ私の目的は70%到達できたと思う。ただし、人のカラダや体温は、それほど脆弱なものではなく、体温調節という非常に精密なしくみによって守られている。加えて人には知恵があり、衣服や建築、土木の工夫によって身を守ることが可能である。ここまで御理解いただいて90%到達。

ただし、ちょっとしたことで、体温調節が破綻する瞬間がある。熱中症は、強いはずの人のカラダや体温、緻密な体温調節を瞬間で破壊する病気である。しかしながら、いくつかの原因や原因解決の手立ては明確にあり、少なくとも熱中症で死ぬことを壊滅できると私は思っている。まず、異常な高体温にならないようにする。不幸にしてなってしまっても、できるだけ短時間になるようカラダを冷やすことである。この本を読んだ方なら、同意いただけると思う。ただし、本当に40℃超えの日本列島になると、この計画が少々難しくなる。

地球の温暖化と人の生理学を結びつけようとする論文は、この10年間に多く出版されている。地球温暖化については、有名雑誌にも掲載される大きな問題である。しかし、人の体温に直接与える影響よりは、天災、感染症、植生や農業などへの影響のほうがより大きな問題になり、大規模に人に影響を与えるであろう。短絡的に熱中症発生を結びつけるようなシミュレーションは、ポイントがズレている気がしてならない。

現在の暑さの問題は、都市の構造物の変化、人口分布の問題、労働や居住地域の緑地破壊などが大きく関係しているように思われる。都市環境は、短期的な努力で改善が可能だと思う。40℃になるのを漫然と憂うより、今できる改善の余地は多くあると考える。40℃超えの日本列島に人は住んでいけなくはないが、人の過ちのために40℃超えの場所にしてはいけない。

私はもともと医者なのだが、体温の研究にはまって随分と長くなった。医者の研究は病気の治療や原因の探求であるべきだが、実は体温は、ほとんど失敗のない（＝病気のない）調節のしくみによって行われている。血圧は高かったり低かったり問題が生じやすい不完全な調節によって行われているが、普段の体温に個人差は少ないし、毎日薬を飲んで体温の異常を直していますという人は、ごくごくわずかである。この完璧さと、その調節のシステムのエレガントさは逆にとても興味深い。暑さに対する調節機能の解明は、興味をくすぐる、そしてその研究は人に直接役立つ研究だと自負している。

最後に、体温の世界に私を導き、一緒に楽しんでいただいた、京都府立医科大学、イエール大学、大阪大学、早稲田大学で出会った多くの先輩、同僚、教え子たちにお礼を述べたい。また、医者になることを楽しみにして、苦しい生活の中でも物心ともに助けてくれた亡父・正司、母・祥子に、真っ当な医者にならなかったお詫びとともに、心からの感謝を伝えたい。

２０１９年５月

永島　計

文庫化にあたっての追記

いくつかの科学的知見の進歩、とくに社会的な変化を反映して、細かい部分ではあるが、DOJIN文庫への移行の機会に改訂をさせていただいた。とくに地球温暖化についいては、出版当時はその真偽を疑う意見もあったが、いわゆるグリーンハウスガス（温室効果ガス）の蓄積は疑う余地のないことで、これが人間の産業活動に伴うものであることは明確に示されている（IPCC、2021）。世界的にも危機感をもった取り組みが進んでいると信じている。

また、本書のタイトルである『40℃超えの日本列島で…』は、あまりに飛躍しすぎと批判される方もおられたが、国内の数ケ所で40℃超えを観測されることも多くなり、かつ初夏である6月に観測されることもあった。2022年には日本気象協会が40℃を超える日を「酷暑日」と命名している。改めて暑さに対して人はどう過ごしていけばいいのかについいて考え、かつ常に対策をアップデートし、行動していかないといけないと強く思っている。

2023年3月

永島　計

%EF%BC%89%E3%80%82

(27) 環境省熱中症予防情報サイト．熱中症死亡数の階級別累積（1968 年-2012 年）：http://www.wbgt.env.go.jp/

(28) Kourtis, N., Nikoletopoulou, V. & Tavernarakis, N. Small heat-shock proteins protect from heat-stroke-associated neurodegeneration. *Nature,* **490**(**7419**), 213-8 (2012). doi: 10.1038/nature11417.

(29) Kluger, M. J., Ringler, D. H. & Anver, M. R. Fever and survival. *Science,* **188**(**4184**), 166-8 (1975).

internal body temperature. *J. Comp. Physiol. Psychol.*, **90**, 1152-5 (1976).

(12) Caterina, M. J., Rosen, T. A., Tominaga, M., Brake, A. J. & Julius, D. A capsaicin-receptor homologue with a high threshold for noxious heat. *Nature*, **398**(**6726**), 436-41 (1999).

(13) Benzinger, T. H. Heat regulation: homeostasis of central temperature in man. *Physiol. Rev.*, **49**, 671-759 (1969).

(14) Nakayama, T, Eisenman, J. S. & Hardy, J. D. Single unit activity of anterior hypothalamus during local heating. *Science*, **134**(**3478**), 560-1 (1961).

(15) Taylor, C. R. & Lyman, C. P. Heat storage in running antelopes: independence of brain and body temperatures. *Am. J. Physiol.*, **222**(**1**), 114-7 (1972).

(16) Schmidt-Nielsen, K. The physiology of the camel. *Sci. Am.*, **201**, 140-51 (1959).

(17) Macmillen, R. E. Aestivation in the cactus mouse, Peromyscus eremicus. *Comp. Biochem. Physiol.*, **16**(**2**), 227-48 (1965).

(18) https://www.straitstimes.com/singapore/nsf-dies-after-being-warded-for-heatstroke

(19) 星秋夫，樫村修正「熱中症の語源と定義」『桐蔭スポーツ科学』，3-9 (2018).

(20) 森本武利，中井誠一「熱中症（2）熱中症の疫学」『産業医学ジャーナル』，**39**(**4**), 24-30 (2016).

(21) 日本医学会 医学用語辞典 WEB 版.「熱中症に関連する用語」：http://jams.med.or.jp/dic/heat.html

(22) 日本救急医学会「熱中症診療ガイドライン 2015」：http://www.jaam.jp/info/2015/pdf/info-20150413.pdf

(23) 気象庁ホームページ．東京・名古屋・大阪の3都市の平均と15地点平均の年平均気温差の経年変化：https://www.data.jma.go.jp/cpdinfo/himr/himr_1-1-2.html

(24) Takamata, A., Nagashima, K., Nose, H. & Morimoto, T. Role of plasma osmolality in the delayed onset of thermal cutaneous vasodilation during exercise in humans. *Am. J. Physiol.*, **275**, R286-90 (1998).

(25) Schlader, Z. J., Simmons, S. E., Stannard, S. R. & Mündel, T. Skin temperature as a thermal controller of exercise intensity. *Eur. J. Appl. Physiol.*, **111**(**8**), 1631-9 (2011). doi: 10.1007/s00421-010-1791-1.

(26) 東京消防庁ホームページ．熱中症に注意！：https://www.tfd.metro.tokyo.lg.jp/lfe/topics/season/toukei.html#:~:text=%E6%9D%B1%E4%BA%AC%E6%B6%88%E9%98%B2%E5%BA%81%E7%AE%A1%E5%86%85%E2%80%BB,%E3%81%97%E3%81%BE%E3%81%97%E3%81%9F%EF%BC%88%E5%9B%B3%EF%BC%91

参考文献および引用文献

●参考文献

彼末一之編『からだと温度の事典』朝倉書店（2010）.

Auerbach, P. S. *Wilderness Medicine*, 6th edition. Elsevier (2012).

Withers, P. C. et al. *Ecological and Environmental Physiology of Mammals.* Oxford University Press (2016).

中山昭雄編『温熱生理学』理工学社（1981）.

F・アッシュクロフト『人間はどこまで耐えられるのか』（矢羽野薫 訳）河出文庫（2000）.

●引用文献

（1）気象庁ホームページ．世界の年ごとの異常気象：https://www.data.jma.go.jp/gmd/cpd/monitor/annual/annual_2021.html

（2）気象庁ホームページ．世界の年平均気温偏差の経年変化（1891～2022 年）：https://www.data.jma.go.jp/cpdinfo/temp/an_wld.html

（3）気象庁ホームページ．大都市と 15 地点平均の年平均気温の長期変化傾向：https://www.data.jma.go.jp/cpdinfo/himr/himr_temp_diff.html

（4）気象庁ホームページ．地上観測予測：https://www.jma.go.jp/jma/kishou/know/chijyou/surf.html

（5）気象庁ホームページ．過去の気象データ検索：https://www.data.jma.go.jp/obd/stats/etrn/

（6）Aschoff, J. Human circadian rhythms in activity, body temperature and other functions. *Life Sci. Space Res.*, **5**, 159-173 (1967).

（7）Bennett, A. F. & Ruben, J. A. Endothermy and activity in vertebrates. *Science*, **206**(4419), 649-54 (1979).

（8）Watanabe, Y. Y., Goldman, K. J., Caselle, J. E., Chapman, D. D. & Papastamatiou, Y. P. Comparative analyses of animal-tracking data reveal ecological significance of endothermy in fishes. *Proc. Natl. Acad. Sci. U.S.A.*, **112**, 6104-9 (2015). doi: 10.1073/pnas.1500316112.

（9）Runcie, R. M., Dewar, H., Hawn, D. R., Frank, L. R. & Dickson, K. A. Evidence for cranial endothermy in the opah (Lampris guttatus). *J. Exp. Biol.*, **212**(Pt 4), 461-70 (2009). doi: 10.1242/jeb.022814.

（10）Kuno, Y. *Human perspiration*, Thomas (1956).

（11）Mower, G. D., Perceived intensity of peripheral thermal stimuli is independent of

本書は、2019年7月に刊行された『40℃超えの日本列島でヒトは生きていけるのか——体温の科学から学ぶ猛暑のサバイバル術』(DOJIN選書)を加筆・修正し文庫化したものです。

永島　計　ながしま・けい
1960年宝塚市生まれ。85年京都府立医科大学医学部医学科卒、95年京都府立医科大学大学院医学研究科（生理系）修了。京都府立医科大学附属病院研修医、イエール大学医学部ピアス研究所ポスドク研究員、王立ノースショア病院オーバーシーフェローなどを経て、現在、早稲田大学人間科学学術院教授。博士（医学）。
専門は生理学、とくに体温・体液の調節機構の解明。

DOJIN
BUNKO

40℃超《ご》えの日本列島《にほんれっとう》でヒトは
生《い》きていけるのか
体温《たいおん》の科学《かがく》から学《まな》ぶ猛暑《もうしょ》のサバイバル術《じゅつ》

2023年7月10日第1刷発行

著者　永島　計
発行者　曽根良介
発行所　株式会社化学同人
600-8074　京都市下京区仏光寺通柳馬場西入ル
電話　075-352-3373(営業部)／075-352-3711(編集部)
振替　01010-7-5702
https://www.kagakudojin.co.jp　webmaster@kagakudojin.co.jp
装幀　BAUMDORF・木村由久
印刷・製本　創栄図書印刷株式会社

ISBN978-4-7598-2514-5

本書のご感想を
お寄せください